AF592437

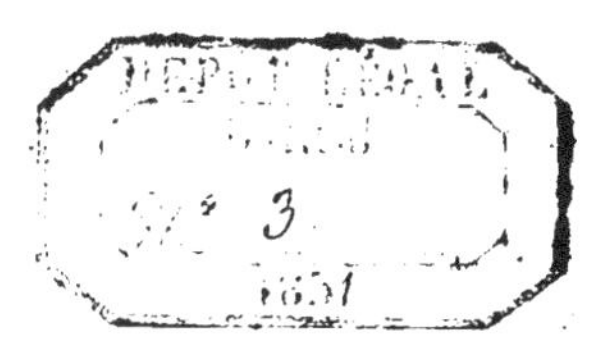

CONSIDÉRATIONS

SUR

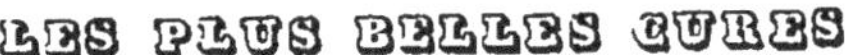
LES PLUS BELLES CURES

OPÉRÉES

AUX THERMES DE CHAUDESAIGUES

SOUS LA DIRECTION DE L'AUTEUR

en 1850

PAR GUILLAUME BREMONT

Maire de la ville de Chaudesaigues, docteur en médecine de la faculté de Montpellier, ancien professeur particulier d'anatomie, ancien élève de l'école pratique, ancien prosecteur adjoint de la faculté de médecine, ancien membre titulaire de la société chirurgicale d'émulation de la même faculté, médecin de l'hospice de Chaudesaigues.

SAINT-FLOUR

IMPRIMERIE ET LIBRAIRIE DE V. VIALLEFONT

—

1851

N. B. L'on ne trouvera pas mauvais que je nomme la plupart des malades cités dans ce petit exposé, j'ai leur assentiment; les observations n'en seront que plus authentiques.

Cette brochure est imprimée aux frais de la commune, par décision du conseil municipal.

CONSIDÉRATIONS

SUR

LES PLUS BELLES CURES

OPÉRÉES

AUX THERMES DE CHAUDESAIGUES

SOUS LA DIRECTION DE L'AUTEUR, EN 1850.

Les cures que je vais signaler sur les maladies de poitrine, et tant d'autres qui restent dans l'oubli, prouvent évidemment que nos eaux conviennent aussi bien dans ces sortes de maladies que dans les affections rhumatismales contre lesquelles elles excellent, au point qu'on peut regarder la guérison comme la régle, et le cas contraire comme l'exception.

Si les Eaux-Bonnes de Cauteret ou du Mont-Dore ont pour ces maladies une réputation jusqu'à présent supérieure à la nôtre, ne peut-on pas l'attribuer à ce que le hasard les a servies les premières, et à ce qu'il s'est trouvé près d'elles des médecins observateurs qui ont eu le talent de faire connaître les cures qu'elles faisaient, et d'attirer par là l'attention de tous les médecins de l'Europe, tandis que dans notre pays plus malheureux, tout est demeuré dans l'oubli.

C'est encore le hasard qui donnera aujourd'hui à nos eaux tout le lustre qu'elles méritent pour le traitement de ces maladies. Il n'y a pas, en effet, plus de vingt ans que non-seulement les médecins étrangers n'envoyaient pas des malades atteints d'affection de poitrine, à Chaudesaigues, mais encore ceux de la localité, l'inspecteur même d'alors, les dirigeaient sur d'autres points.

Si l'on voyait de temps en temps quelques-unes de ces affections à nos thermes , ce n'était que parce qu'elles compliquaient des rhumatismes ou des névralgies et autres affections qui ont été de tout temps traitées par nos eaux.

Ce sont ces cures, faites en traitant des affections concomitantes, qui ont donné l'éveil et qui sont cause que déjà les médecins étrangers nous envoient des malades atteints de diverses affections de poitrine.

Le mérite des eaux de Chaudesaigues , dans le traitement de ces maladies, est pour moi le même que celui des Eaux-Bonnes auxquelles je me plais à les comparer tous les jours , et qui , prises à l'intérieur, sont des eaux douces , légèrement excitantes et résolutives comme les nôtres.

Les eaux du Mont-Dore, qui jouissent d'une réputation colossale pour les maladies de poitrine, seront obligées de céder le pas aux nôtres dans maintes circonstances ; dans certains cas , elles mériteront toujours la préférence sur les nôtres , tandis que dans bien d'autres celles-ci doivent l'emporter. Les bains , les demi-bains et l'inhalation de la vapeur sont ce qui distingue les premières ; elles agissent par leur moyen , en portant à la peau des mouvements qui se faisaient vicieusement sur la poitrine, en détruisant le spasme pulmonaire, en modérant l'ardeur du sang , en facilitant l'expectoration : par ces mêmes moyens , les nôtres produisent les mêmes résultats. Par l'action modérée de la douche, elles détruisent souvent les divers engorgements , favorisent la résolution des tumeurs pulmonaires, répandent une douce alcalinité dans tout le système, remédient à la faiblesse des fibres musculaires, fortifient les nerfs , mettent la sensibilité dans un état juste et moyen, communiquent une impulsion salutaire aux humeurs ; ce qui guérit bien souvent une infinité d'affections de poitrine qui paraissaient incurables. Comme elles , par les mêmes moyens et de la même manière , nos eaux guérissent tous les jours les mêmes maladies.

Prises intérieurement , les eaux du Mont-Dore portent avec elles le cachet résolutif , facilitent l'expectoration. Quoique moins excitantes, les nôtres produisent des effets presque analogues. Un avantage incontestable que nous avons sur le Mont-Dore, et qui, par son importance, mérite d'attirer l'attention et toute la sollicitude du gouvernement, c'est la position des lieux. La nôtre est tellement propice et favorable, que non seulement on devrait envoyer chez nous les malades atteints d'affections de poitrine, pour y être traités par nos eaux, mais encore les engager à y passer leur quartier d'été. Ce n'est pas tout, en effet, d'avoir le remède convenable et de le savoir manier, il faut encore qu'il soit secondé par les moyens hygiéniques qui sont les auxiliaires naturels des moyens thérapeutiques; assurément la médication la mieux appropriée à certaines maladies resterait impuissante, si elle n'était secondée par une heureuse et habile direction des moyens hygiéniques; il ne faut rien moins que l'expérience et un véritable tact médical, pour faire ainsi concourir harmoniquement et en quelque sorte fraternellement les agents de l'hygiène avec les instruments plus énergiques de la matière médicale; aussi que d'accidents éclatent chaque jour par l'effet d'une imprudence de régime, de certaines influences athmosphériques, d'un exercice intempestif, de diverses affections morales, etc.

Combien donc n'est-il pas important de s'entourer de toutes les circonstances qui peuvent concourir au même but, la santé. Plus on réunira de circonstances favorables, plus on aura de probabilités, plus on aura de chances, plus on aura de droit à réclamer la supériorité. Si le gouvernement donnait à Chaudesaigues un établissement public, il mettrait le complément à ce qui manque à la matière hydrothérapique pour le traitement des maladies de poitrine, si communes et si souvent déplorables ou funestes. Tout en utilisant une position presque unique et au centre de la France, il rendrait à l'humanité souffrante un service immense qui n'a été que trop méconnu jusqu'à ce jour; il se ménagerait en même temps une voie économique pour les pauvres, dont il est et doit être le protecteur, et pour les militaires qui se rendraient souvent, avec bien moins de frais, chez nous que partout ailleurs. Chaudesaigues rivaliserait alors avantageusement avec le Mont-Dore, et ils feraient réciproquement ce que l'un ou l'autre ne peut faire seul.

Le Mont-Dore est en effet exposé au nord, loin des rivières, sur un endroit élevé. L'air par conséquent y est surchargé en oxigène ; il doit nécessairement agacer, irriter, blesser même quelquefois l'organe pulmonaire déjà malade et trop sensible, et par cela contrarier, enrayer bien souvent l'action du remède.

Chaudesaigues au contraire, quoique dans un pays montagneux, est exposé au midi, dans un vallon étroit, traversé dans sa longueur par une petite rivière. Il se trouve entouré de toute part par des montagnes élevées qui le préservent des grands vents ; il a un climat très-doux en été, tel qu'on l'ordonne tous les jours à la foule des poitrinaires : je dis la foule, parce que je n'ignore pas qu'autant l'air vif et rafraichi par les vents du nord est contraire aux poitrines faibles et délicates, autant l'air humide est funeste aux personnes lymphatiques, tuberculeuses.

Que de malades ne voit-on pas quitter le Mont-Dore, ayant à peine goûté l'eau, parce que, dit-on, ils n'ont pu la supporter ; c'est qu'alors l'air produit sur eux un effet si violent que c'est lui en partie, qui produit les angoisses ou les crachements de sang qu'ils éprouvent. La malade, qui sera le sujet de la quinzième observation, en sera au besoin une preuve incontestable. Deux fois elle fut au Mont-Dore, deux fois elle en revint sans boire les eaux ; une première fois sans les goûter, la seconde elle ne put les prendre que pendant deux jours.

Si on ne perd pas de vue ces considérations positives, on enverra souvent les malades chez nous, au lieu de les envoyer indistinctement au Mont-Dore, comme on l'a fait jusqu'à présent. Nous aurons toutes les affections catharrales. Notre climat par sa douceur favorise l'action salutaire et révulsive que les malades, atteints de ces maladies, vont chercher dans les thermes. Pourquoi en effet ces affections sont-elles plus rares dans les pays chauds ; pourquoi se guérissent-elles plus aisément dans ces mêmes pays ? Pourquoi les maladies de poitrine sont-elles si rares à Chaudesaigues ? la nature nous indique lequel des deux endroits mérite la préférence.

D'aprés ce que je viens de dire, il est des malades qui doivent continuer d'aller au Mont-Dore, tandis que les autres doivent venir chez nous ; il ne sera pas difficile d'établir ma pensée. Les eaux du Mont-Dore, prises intérieurement sont plus excitantes que les nôtres ; son athmosphère est, je l'ai dit, trés-excitante, tandis que la nôtre est tempérante. Cette thèse, une fois posée et établie, amène naturellement les conclusions suivantes.

Les personnes qui éprouvent des affections de poitrine, de nature lymphatique, scrophuleuse et scorbutique, ceux qui ont la fibre molle et relachée, continueront de préférer le Mont-Dore, tandis qu'on doit envoyer chez nous toutes les poitrines délicates et sèches, les dispositions phlogistiques, hémorrhagiques, toutes les personnes qui ont la fibre sèche et tendue. Rarement verra-t-on chez nous déterminer par les eaux ces fortes oppressions de poitrine et ces crachements de sang qui forcent journellement les malades à quitter le Mont-Dore. Si même jusqu'ici on l'a vu quelquefois, ce n'est que parce que le malade avait pris les bains trop chauds, comme, au besoin, le prouve ma dix-huitième observation. Il m'a toujours suffi en pareille circonstance d'en abaisser la température, ou bien rarement encore d'avoir recours à une saignée pour faire cesser les accidents.

Ceci me rappelle une idée à laquelle j'ai pensé souvent et que les baigneurs ne devraient jamais perdre de vue. Le mérite de nos eaux est en grande partie dans les mains de celui qui les administre. En effet, avec nos bains, l'on peut exciter et tendre à volonté au moyen du calorique, tandis qu'en abaissant la température, nous allons jusqu'à calmer et détendre,

Après avoir fait ici la part des eaux du Mont-Dore et des nôtres dans leurs effets sur les maladies de poitrine ; comme, par le fait, il y a un choix à faire qui ne manquera pas d'être judicieusement fait par tous les médecins qui prennent à cœur le salut des malades, et pour lesquels la guérison est la première et la plus douce des récompenses, je dois ajouter pour les malades qui craignent la dépense, que, quelle que soit leur position, ils peuvent être soulagés chez nous, puisqu'au moyen des bains et du calorique, nos eaux produisent des effets analogues à ceux que produisent celles du Mont-Dore. Pour mettre au jour cette incontestable vérité, il faut être bien convaincu ; ce n'est donc qu'après avoir soumis toutes les idées que je viens de produire à l'épreuve de l'expérience, infaillible pierre de touche de toutes les doctrines médicales, que je me fais un devoir de les signaler, et les succès que nous avons obtenus depuis quelque temps sont si étonnants qu'on ne peut y ajouter foi pleine et entière, sans en avoir été témoin. La constance, avec laquelle ces heureux résultats se reproduisent, nous permet d'espérer que cette partie de la thérapeutique sera généralement adoptée et soumise à un calcul de probabilité qui se rapproche de la certitude ; on en verra quelques exemples dans ce petit exposé.

Ces données, toutes positives qu'elles sont, doivent subir le sort de toutes les idées nouvelles en médecine ; elles ne peuvent être acceptées qu'avec réserve, circonspection et méfiance, par tous ceux qui n'ont pas encore été en même d'apprécier leur valeur ; elles doivent trouver même des détracteurs, le temps et les faits en feront pleine et entière justice. J'entends dire parfois que voulez-vous que fassent les eaux de Chaudesaigues, pauvres en principes médicinaux, comme elles le sont ? Il y a cependant dans nos eaux une matière animale, du carbonate de chaux, de l'hydrochlorate de magnésie, du sodium, de sous-carbonate de soude, de l'oxide de fer, du carbonate de magnésie, de la silice et de la chaux, des sous-carbonates alcalins, des acides hydrochloriques et sulfurique, du fer et de magnésie. De ce que toutes ces substances y sont dans de petites proportions, s'en suit-il qu'elles doivent rester sans action?— Certainement, non.— La nature n'a pas fait une combinaison si heureuse, sans parler de ce que la chimie, qui se perfectionne tous les jours, n'a peut-être pas découvert encore, pour la laisser sans fruit. Et de ce qu'on ne peut pas expliquer les cures que nous faisons tous les jours, s'en suit-il qu'elles sont impossibles? — Certainement, non encore, le raisonnement doit toujours plier devant le fait.

Qu'on m'explique comment le quina guérit les fièvres pernicieuses, et j'expliquerai à mon tour comment nos bains opèrent les cures merveilleuses que nous voyons tous les jours. Dans tous les cas, pour ne pas anticiper et pour éviter toute hypothèse, j'engage ceux de mes confrères qui douteraient encore, à m'envoyer des malades, et je leur donnerai les mêmes preuves que j'ai déjà données à quelques-uns, entre autres à M. Fleury de Clermont, homme de mérite et distingué dans la partie médicale, de l'aveu de tout le monde : il disait à Mme de B... qui avait depuis 18 mois une gastro-entéralgie intense, laquelle avait résisté à son talent et à son mérite : les eaux de Chaudesaigues ne vous feront rien, il n'y a là que de l'eau chaude ; allez à Néry. Cette dame prit nos eaux pendant vingt jours, elle guérit chez nous. Pour toute réponse à M. Fleury, j'engageai cette dame à lui faire une visite aussitôt qu'elle serait de retour chez elle, et à lui montrer sa nouvelle position.

L'on pourra voir dans ce petit exposé d'autres faits de la même nature, la dixième observation en est un. L'inspecteur de nos eaux, plein de talent, mais nouveau dans leur administration, renvoyait le malade, quand je le retins nonobstant l'avis contraire. La dix-huitième observation en est un autre : M. Séguignol d'Aurillac, avait laissé la malade libre dans l'essai de nos bains ; celle-ci les quittait encore, après les avoir pris pendant trois jours, quand je la retins à son tour. La vingt-troisième observation est encore un fait de même nature. Entraîné par les apparences chlorotiques, M. F... voulait renvoyer la malade, quand je l'empêchai de partir, en lui disant : après la prise de nos bains, vous irez montrer à M. F... ce qu'ils sont capables de faire. Je pourrais multiplier les citations, mais je m'arrête-là. Soutenir l'impuissance de nos eaux aujourd'hui, c'est nier le mouvement en présence des gens qui marchent; c'est enfin nier une vérité dont on donne journellement les plus évidentes démonstrations.

MALADIES DE POITRINE.

VOIES AÉRIENNES.

APHONIE.

1re Observation. — Mme Pyssy, de Saint-Urcize (Cantal), âgée de 27 ans, tempérament lymphatico-sanguin, constitution bonne, se rend à Chaudesaigues le 10 juillet 1850; elle vient de Paris où elle habitait un rez-de-chaussée humide; santé bonne en apparence, sa seule infirmité c'est l'aphonie ; on ne peut l'entendre parler qu'en portant l'oreille bien prés d'elle, les glandes amygdales sont légèrement engorgées, la muqueuse du pharynx boursouflée est plus rouge qu'à l'état habituel; son extinction de voix existe depuis trois ans. — Traitement : bain tempéré d'une heure par jour, étuve sèche cinq minutes, eau thermale en boisson, saignée, vésicatoire.—Résultat : la voix revient peu à peu, le son de la parole est rauque en commençant à parler à haute voix; la raucité passe à son tour, madame P. part le 2 août avec une voix très-claire.

CATHARRE MUQUEUX CHRONIQUE.

2e Observation.—M. le curé de St-Juéri (Lozére), âgé de 56 ans, tempérament sanguin, constitution bonne, vient à nos thermes le 10 août 1850; il tousse et crache beaucoup, les crachats sont épais, consistants, d'un blanc jaune paille ; il tousse surtout le matin et le soir, l'expectoration laisse après elle une douleur sourde à la racine des bronches, douleurs vagues dans les côtés de la poitrine qui résonne dans tous les points, la respiration se fait pourtant, mais avec un râle dans le haut de cette région, le râle est muqueux, la marche occasionne de l'oppression et un sentiment de faiblesse, malaise tous les soirs, sueurs faciles, inappétence, bouche pâteuse; M. le curé mange peu, dort peu; il a pâli et maigri; ce catharre existe depuis un mois, il parut sous la forme aigue et dégénéra ensuite en ce qu'il est aujourd'hui. — Traitement : eau thermale en boisson, bain tempéré tous les jours, un peu d'étuve sèche parfois.—Résultat : dix jours de traitement amènent une amélioration sensible; peu de temps après, j'apprends que la cure s'est terminée avec les seules précautions d'usage après la prise de nos eaux.

CATHARRE MUQUEUX, CHRONIQUE, AVEC DILATATION DES BRONCHES.

3e Observation. — M. Delmas, de St-Flour (Cantal), âgé de 30 ans, tempérament sanguin, constitution bonne, sujet à des rhumes de poitrine depuis plusieurs années, ayant craché du sang à diverses reprises, se rend chez nous le 3 juillet 1850; il est enrhumé cette fois depuis le mois de mars; il tousse beaucoup le matin principalement, l'expectoration est alors abondante, transparente et semblable à du blanc d'œuf; il crache moins dans le jour, la poitrine, qui a été parfois douloureuse, ne l'est plus, douleur sourde et chaude entre les épaules; seulement, à la suite des quintes de toux qui ont lieu tous les matins, la respiration est bronchique et accompagnée de bronchophonie dans le haut de la poitrine qui résonne partout: elle est obscure dans tous les autres points, un râle muqueux se fait entendre dans toute la partie supérieure du côté droit et dans quelques points du côté gauche, oppression de poitrine, sentiment habituel de faiblesse, chaleur et sueur tous les matins au réveil, inappétence, amaigrissement. — Traitement : eau thermale en boisson, bain tempéré d'une heure, étuve sèche d'un quart d'heure par jour. — Résultat : M. Delmas quitte les bains le 15 juillet, ne toussant que bien rarement ; les râles ont disparu, l'appétit et les forces sont revenues, le teint est naturel.

CATHARRE PITUITEUX, OU PHLEGMARRAGIQUE.

4e Observation. — Mlle C..., religieuse à Chaudesaigues, âgée de 27 ans, tempérament sanguin, constitution faible, système nerveux très-irascible, mal réglée, n'ayant ses menstrues qu'à des époques irrégulières, ayant toussé tout l'hiver et une partie du printemps, commence l'usage de nos eaux le 15 mai 1850; elle a alors une quinte de toux qui dure au moins trois quarts d'heure matin et soir ; elle expectore chaque fois une demi-écuellée de crachats filants, spumeux, ressemblant à du blanc d'œuf délayé dans de l'eau, quand on enlève l'écume qui est à la surface ; elle tousse et crache rarement dans le jour; la poitrine résonne partout, la respiration semble plus obscure, on l'entend à peine; râle muqueux entre les épaules, quelques éclats de râle sibilant sur le devant du thorax, oppression, sentiment habituel de faiblesse, douleur entre les épaules, inappétence, soif parfois, bouche fade, pâteuse, langue muqueuse, selles rares, douleur de tête parfois, bouffées de chaleur, malaise général, petite fièvre, insomnie. —Traitement : eau thermale coupée avec le sirop de gomme le matin, bouillon gras coupé avec du lait, alterné avec du chocolat délayé dans de l'eau pendant le jour, bain tempéré de cinq quarts d'heure par jour, lavements avec l'eau thermale. — Résultat : quinze jours suffisent pour produire une amélioration telle que la malade se remet complètement ensuite, en ne suivant qu'un régime approprié.

CATHARRE PITUITEUX OU PHLEGMARRAGIQUE.

5e Observation.—Jean-Antoine Vidal, de Ruines, âgé de 51 ans, tempérament sanguin, constitution bonne, toussant depuis deux ans, atteint depuis quatre ans de douleurs rhumatismales au bras droit et aux jambes, se rend à nos eaux le

1er septembre 1850 ; il se plaint de douleurs vives aux deux bras ainsi qu'à la cuisse droite ; il tousse tous les matins à son réveil et crache beaucoup de matières filantes ressemblant à du blanc d'œuf délayé ; la toux est si forte alors qu'elle lui donne souvent envie de vomir ; dès qu'il a bien craché , il ne tousse plus ensuite et demeure tranquille jusqu'au lendemain à la même heure ; l'auscultation , faite dans le jour , n'offre rien de particulier , tout au plus un peu moins de bruit par le développement des cellules aériennes , et un râle sibilant fort léger dans quelques points de la partie supérieure de la poitrine ; toutes les autres fonctions se font assez bien. — Traitement : douche tempérée demi-heure , bain tout autant , étuve sèche un quart d'heure tous les jours , eau thermale sucrée pour boisson.—Résultat : dès le second jour la toux , l'expectoration et les envies de vomir qui l'accompagnaient disparurent , les douleurs rhumatismales cédèrent , et enfin V. fut complètement guéri douze jours après.

CATHARRE SEC.

6e Observation.—Etienne Parra , de Malineu , commune de Neuvéglise (Cantal) , âgé de 15 ans, tempérament sanguin , constitution faible , commence l'usage de nos bains en septembre 1850 ; depuis quatre mois il tousse fréquemment , la toux est sèche ; s'il expectore quelquefois , ce n'est qu'un liquide clair ressemblant à de la salive ; douleurs vagues dans divers points de la poitrine , oppression , haleine courte au moindre mouvement , sentiment habituel de faiblesse , bruit respiratoire obscur , râle sibilant dans plusieurs points , son sonore à la percussion , inappétence , bouche pâteuse , langue muqueuse dans son milieu , rouge sur les bords , soif parfois , constipation, insomnie.—Traitement : eau thermale en boisson, coupée avec du lait , bain tempéré d'une heure par jour. — Résultat : dès le second bain la toux cède , et de jour en jour le malade va mieux ; il prend en finale quelques étuves sèches, pour les faire prendre en même temps à un petit cousin qui était atteint d'une œdème pulmonaire ; celles-ci semblent activer le bien déjà obtenu ; quinze jours de bains suffisent pour les guérir tous les deux.

CATARRE SEC CHRONIQUE.

7e Observation. — Meinar, de Paulhac (Cantal), âgé de 57 ans, tempérament bilieux, constitution forte, se rend à Chaudesaigues le 24 juillet 1850. Depuis deux ans qu'il est sujet au rhume de poitrine et au lombago, il tousse souvent et crache peu ; les crachats rares sont liquides et clairs ; il se sent soulagé toutes les fois qu'il expectore ; oppression de poitrine et faiblesse déterminée par le mouvement, râle sibilant dans tout le haut des poumons ; la respiration s'entend à peine, la poitrine résonne dans tous les points ; douleur dans la région lombaire, bouche pâteuse, langue muqueuse, inappétence.—Traitement : douche, bain, étuve sèche, eau thermale en boisson.—Résultat : à son départ, le 6 août, le malade ne tousse que bien rarement ; il se sent plus fort, moins oppressé ; l'appétit est revenu, le lombago a disparu.

DILATATION DES BRONCHES, AHTSME MUQUEUX ET GOUTTE.

8e Observation. — M. Bauquère, marchand, de Figeac (Lot), âgé de 66 ans, tempérament lymphatico-sanguin, constitution bonne, sujet à des accès de goutte tous les six mois, et, depuis sept ans, atteint d'un rhume de poitrine habituel, vient visiter nos bains le 15 juillet 1850, après avoir fréquenté Vichy et plusieurs autres établissements thermaux ; il éprouve de vives douleurs dans toutes les articulations des pieds ; il ne marche qu'avec beaucoup de peine, les poignets sont aussi enflés et douloureux ; il est obligé de se faire couper le pain et les aliments qu'il peut cependant porter à la bouche ; il tousse et crache beaucoup ; les crachats sont épais, muqueux et blanchatres ; il dort peu, et tous les jours, à son réveil, il est pris d'un accès d'ahtsme qui dure une ou deux heures et se termine par une expectoration abondante ; tant que l'ahtsme dure, il est obligé de rester assis sur son lit, et, malgré la grande dilatation de la poitrine pendant l'inspiration, il lui semble à chaque instant que l'air va lui manquer; la poitrine examinée dans un moment d'accès, la respiration est puérile et bronchique dans le haut de cette région, où elle est accompagnée d'un râle muqueux à grosses bulles, qui disparaît à mesure que le malade crache; broncophonie entre les épaules, la résonnance existe dans tous les points, sentiment habituel de faiblesse, hannelation déterminée par la marche, inappétence, bouche pâteuse, constipation: M. B. n'a pourtant pas dépéri.—Traitement: demi-heure de douche, demi-heure de bain par jour, eau thermale en boisson, purgation avec l'huile de ricin le septième jour.—Résultat: les sueurs deviennent abondantes, la toux rare, les accès d'ahtsme disparaissent, la respiration devient libre, la marche ne détermine plus d'oppression, le sommeil revient, le malade ne sent plus aucune douleur à son départ; le 15 août il éprouve dans son état une amélioration telle qu'il n'en avait point encore ressentie.

HÉMORRAGIE BRONCHIQUE ET DILATATION DES BRONCHES.

9e Observation.—Mlle Delorme, de Notre-Dame-de-Lescure (Cantal), âgée de 52 ans, tempérament lymphatico-sanguin, constitution bonne, gencives ramollies et saignant au moindre contact, dans son moment critique, n'ayant vu ses menstrues que deux fois dans un an, sujette à une hémorragie bronchique périodique, tous les sept ans, toussant habituellement depuis vingt-deux ans, vient prendre nos eaux le premier septembre 1850; elle tousse et crache souvent, les crachats sont blancs, épais; on y voit encore quelques stries de sang; elle venait d'éprouver son hémophtysie périodique, la fatigue et la montée l'oppressent et la rendent haletante, faiblesse parfois, la poitrine résonne dans tous les points, la résonnance est un peu plus obscure dans le côté gauche qui est celui où elle rapporte la sortie du sang qu'elle crache, sans pourtant qu'on puisse dire qu'il existe assez de matière pour signaler un engorgement hémopthysique, tout au plus peut-on suspecter la présence de quelques tubercules crus, la respiration se fait dans tous les points ; elle est plus sourde du côté gauche que du côté droit ; elle est râleuse dans certains points : râle muqueux, quelques éclats de râle sous-crépitant du côté gauche, broncophonie et respiration bronchique à la racine des bronches ; la malade éprouve encore, depuis quinze jours seulement, une douleur qui occupe tout le flanc gauche et s'étend à la cuisse du même côté jusqu'au genou, bouche pâteuse, langue muqueuse, selles rares, peu d'alimentation; elle n'a pourtant pas dépéri.—Traitement : douche liquide, douche de vapeur, bain, eau thermale coupée avec le sirop de grande confoude, purgation avec l'huile de ricin une fois. — Résultat ; la malade nous quitte vingt jours après son arrivée dans un état d'amélioration, comme elle n'en avait point encore éprouvé, malgré qu'elle eût fréquenté le Mont-Dore à diverses reprises ; elle ne tousse plus, elle n'est plus oppressée: la douleur du côté a disparu.

TISSU PULMONAIRE, ŒDÈME PULMONAIRE.

10e Observation.—Mestre Jean, d'Escuriaires, commune de Recoules-d'Aubrac (Lozère), guéri déjà une fois par nos bains de la jaunisse, âgé de 34 ans, tempérament sanguin, constitution forte, se rend à Chaudesaigues le 15 juillet 1850 ; il se plaint, en arrivant, d'une oppression de poitrine des plus intenses, la respiration ne se fait qu'avec de grands efforts ; il peut à peine marcher, tellement il est oppressé ; à côté des grands efforts qu'on lui voit faire pour respirer et de la grande dilatation du thorax, on entend le bruit respiratoire à peine augmenté et bien loin d'être en rapport avec les mouvements respiratoires, ce bruit est accompagné du râle crépitant à grosses bulles dans les deux poumons, la sonaréité de la poitrine a diminué, le son est moins clair que d'habitude, broncophonie et respiration bronchique entre les épaules, le malade tousse souvent et crache rarement, les crachats sont clairs, limpides, ressemblant à la salive, la toux amène souvent des vomissements ; douleur à la région épigastrique, sentiment habituel de plénitude; la maladie en est au quinzième jour de date, le malade vomit les aliments pris en petite quantité; inappétence, soif, constipation, le tronc, les cuisses, les jambes sont enflés, œdématiés, la figure bouffie, mais rouge. —Traitement : demi-heure de bain, tout autant d'étuve sèche tous les matins, demi heure d'étuve sèche le soir encore, eau thermale en boisson. —Résultat : dans cinq jours l'œdème pulmonaire et l'enflure du tronc disparaissent, les vomissements se suppriment, l'appétit revient; il ne reste plus que l'enflure des jambes qui disparaît à son tour; huit jours après le malade se trouve complètement guéri.

ENGORGEMENT HÉMOPHTOIQUE, PÉRIPNEUMONIE CHRONIQUE.

11e Observation.—M. Brun, de Saint-Chély (Lozère), vicaire à Mairuais, âgé de 42 ans, tempérament sanguin, constitution bonne, vient visiter nos thermes le 6 août 1850; toux continuelle, oppression de poitrine, expectoration rare, claire et limpide, douleur vive entre les épaules et vague dans tout le corps, son mat dans toute l'étendue du bord gauche du sternum et de la partie antérieure du même côté de la poitrine; dans tous les autres points le son est clair, respiration nulle dans toutes les parties qui donnent le son mat, râle crépitant dans toute la partie postérieure du poumon gauche; le poumon droit fonctionne bien dans toute son étendue, la respiration y est puérile, pouls plein, fréquent, petite fièvre continuelle, bouche pâteuse, langue muqueuse dans son milieu, rouge sur les bords, constipation, selles rares, agitation, insomnie; cette maladie existe depuis trois mois, elle se déclara par une hémophtysie.—Traitement : bain tempéré demi-heure, douche en arrosoir cinq minutes, étuve sèche cinq minutes tous les jours, eau thermale coupée avec le sirop de gomme pour boisson, saignée le second jour; le malade ne prend qu'un repas à midi, une petite soupe le soir lui suffit, repos absolu.—Résultat : trois jours après une amélioration

BIBLIOTHÈQUE ... PYRÉNÉES

notable se fait sentir, le râle crépitant a déjà perdu de sa généralité dans la partie postérieure du poumon, l'air commence à traverser quelques rameaux bronchiques dans la partie antérieure, où l'on entend quelques éclats de râle crépitant, deux vomissements et deux selles bilieuses sont déterminés par l'addition d'une prise d'ipécacuanha; trois jours après ce traitement l'amélioration est plus sensible, le murmure vésiculaire se montre dans plusieurs points du poumon hépatisé, il s'y fait entendre avec le râle crépitant qu'on ne remarque plus en arrière qu'au-dessous de l'épaule, où le malade sent encore de la douleur ; trois jours plus tard la respiration vésiculaire a reparu dans tous les points, où elle ne se faisait pas autrefois ; trois jours après encore le râle crépitant a abandonné toute la partie postérieure du poumon, la toux et l'oppression ont diminué : M. B. abandonne les eaux après vingt jours de traitement, malgré le conseil que je lui donnai de les continuer quelque temps encore ; il est dans un état satisfaisant, la poitrine commence à résonner dans tous les points, la respiration vésiculaire se fait partout, le râle crépitant ne s'entend plus que dans la partie antérieure du poumon, là où la respiration ne se faisait pas autrefois ; la toux et l'oppression ont diminué, il ne reste plus à la place de l'hépatisation qu'un reste d'inflammation qui aurait certainement cédé au traitement, si le malade fût resté quelques jours de plus chez nous : la cure se finira probablement avec les précautions d'usage et un régime approprié.

MÉLANASE PARTIELLE

12e Observation.—Pouget, ex-charbonnier, de la commune de Maurines (Cantal), âgé de 49 ans, tempérament bilioso-sanguin, sujet au rhume et à l'oppression depuis longtemps, vient me consulter le 10 juillet 1850 ; il tousse et crache beaucoup, les crachats sont noirs, consistants et spumeux à la surface, la respiration se fait dans tous les points de la poitrine ; elle est un peu obscure dans le haut de cette région, surtout dans la partie sous-mammaire droite, ou dans un petit espace elle est bronchique, accompagnée de bronoophonie; le même point rend un son mat, aux alentours râle muqueux, roncus sonore dans le reste de la partie supérieure du poumon, langue blanche, bouche pâteuse, peu d'appétit, constipation, insomnie; la peau de la figure offre des taches noires comme si elle avait été touchée avec des grains de poudre. — Traitement: bain tempéré d'une heure par jour, douche, étuve sèche un jour entre autre, eau thermale sucrée en boisson. —Résultat: 17 jours de traitement suffisent pour rétablir la santé; l'appétit et le sommeil reviennent, la toux cède, l'expectoration noire et les râles disparaissent, la respiration devient libre et se fait également partout, l'état du malade est aussi satisfaisant que possible.

PHTYSIE TUBERCULEUSE.

13e OBSERVATION. — Comme les cures de ce genre, faites pendant une seule saison de bains, sont très-rares, n'en ayant pas de l'espèce à citer pour l'année courante, je vais en relater une recueillie en 1836; elle est d'ailleurs remarquable par la rapidité avec laquelle elle s'opéra, et l'état avancé de la maladie au moment où elle fut traitée.

Une dame d'Oradour (Cantal), âgée de 26 ans, mère de deux enfants, tempérament bilioso-nerveux, constitution faible, envoyée à nos eaux par M. Salvagnac, de Tagenac, qui, avec l'un de ses confrères, avait déjà fait connaître au mari tout le danger qu'elle courait, se rend à Chaudesaigues le 10 août de l'année précitée; elle tousse et crache souvent, mais principalement le matin et le soir, les crachats sont d'un jaune-paille, épais, peu consistants; elle rend parfois quelque peu de sang mêlé avec l'expectoration, douleur entre les épaules et sur tout le devant de la poitrine, son mat à la région sous-mammaire droite, où la respiration est bronchique, accompagnée de broncophonie; le son est clair dans tous les autres points de la poitrine, la respiration est puérile dans le haut de cette région, râle muqueux à grosses bulles ; il est un point entre les épaules, où la respiration et le râle ont le caractère caverneux, la voix traverse le stétoscope ; la malade, sujette au rhume tous les hivers depuis quelques années, tousse cette fois depuis six mois, inappétence, soif, alternatives de constipation et de diarrhée, bouffées de chaleur, malaise toutes les nuits, sueurs abondantes, pouls petit et fréquent, fièvre continuelle, amaigrissement ; il ne reste plus que la peau et les os avec quelques muscles en partie desséchés.—Traitement : bain tempéré d'une heure par jour, eau thermale coupée avec du lait, le sirop de lichen et de gomme.—Résultat : dès le troisième jour, le malaise, l'insomnie se dissipent, la toux se calme, les sueurs diminuent, la malade commence à recevoir quelques aliments avec plaisir, de jour en jour tous les symptômes s'amendent, le corps même reprend de l'embonpoint, vingt jours de traitement procurent un état des plus satisfaisants ; la malade ne tousse plus que rarement, elle a repris son appétit, elle dort et ne sue plus, le teint a repris sa fraîcheur, l'auscultation ne laisse plus entendre qu'un peu de bronchophonie et de respiration bronchique entre les épaules, où l'on remarque encore quelques éclats de râle muqueux et un râle sibilant aux alentours, la tisane de salsepareille coupée avec du lait, et un sirop ferrugineux suffisent ensuite pour finir de la rétablir ; trois mois après elle avait repris toutes ses occupations de ménage.

CONCRÉTIONS OSSEUSES DU POUMON.

14e Observation.—Cette maladie est si rare que, faute de cures faites en 1850, je vais en relater une recueillie en 1841 :

M. L. S. de Fournel (Lozère), sujet au rhume depuis sept à huit ans, se rend à nos bains, le premier septembre de l'année précitée ; il tousse et crache beaucoup, surtout le matin, le soir et après le repas, les crachats sont blancs, épais, consistants ; la poitrine résonne dans tous les points, si ce n'est au-dessus et en arrière de l'épaule droite, où l'on rencontre un point mat, de la grandeur de la pomme de la main, la respiration est bronchique dans toute la partie postérieure et supérieure de la poitrine ; elle y est accompagnée de broncophonie et d'un râle muqueux à grosses bulles, dans tous les autres points elle est puérile ; une douleur déchirante entre les épaules accompagne la toux, oppression et faiblesse habituelle ; M. L. S. éprouve depuis quelques mois des accès d'ahtsme journaliers, et tellement intenses qu'il est sur le point de suffoquer, il est obligé de s'arrêter là où il se trouve ; l'inspiration est alors pénible et bruyante, la respiration ne se fait qu'avec de grands efforts et une dilatation considérable de la poitrine, elle est à la fois puérile et râleuse, la figure du malade devient alors violacée, noiratre, le calme revient ensuite après une expectoration abondante, la marche occasionne souvent des quintes de toux et de l'oppression, inappétence, l'alimentation est prise sans faim et en petite quantité, la constipation et la diarrhée alternent, la faiblesse lui fait porter une canne pour se soutenir, amaigrissement, extrêmités inférieures œdématiées, teint pâle, figure bouffie. — Traitement : eau thermale coupée avec le sirop de lichen et l'iodure de potassium, une heure de bain tempéré, cinq minutes de douche en arrosoir entre les épaules, tous les jours, le malade reste vingt jours chez nous, à quatre reprises différentes on a cru qu'il allait mourir, tellement la suffocation était imminente.—Résultat : après le quinzième bain et la dernière menace de suffocation, M. L. S. expectore avec de grands efforts trois petits os de la grosseur et de la forme d'une petite noisette, ils sont raboteux et offrent diverses infractuosités, la toux et l'oppression diminuent ensuite ; cinq jours après le malade rentre dans ses foyers, où il expectore encore autres deux petits os, le calme dans tous les symptômes se dessine alors de plus en plus ; la tisane de salsepareille coupée avec du lait et le muriate d'or sur la langue suffisent ensuite pour le rétablir, depuis lors il s'est enrhumé facilement, mais il a été radicalement guéri de la première affection.

Nos bains ont agi dans ce cas en détruisant le spasme pulmonaire, favorisant la dilatation des bronches, en préparant les voies, tandis que la douche, tout en irritant et excitant autour du corps étranger un travail inflammatoire, léger et convenable à l'élimination, a puissamment secondé la nature dans ses mouvements et a ainsi débarrassé le malade des corps étrangers qui l'avaient tenu si longtemps souffrant.

SYSTÈME NERVEUX.—AHTSME NERVEUX HABITUEL.

15e OBSERVATION.—Victorine Rodier, de Murat (Cantal), âgée de 33 ans, tempérament sanguin, constitution bonne, nous fait sa première visite le 12 juillet 1850 ; depuis trois ans elle est sous l'influence d'une dyphnée tellement intense que le moindre exercice l'exaspère, et quoique d'ailleurs assez bien portante, elle est condamnée à une vie inactive et même la moitié du temps à une immobilité absolue ; elle tousse souvent, la toux est sèche, elle est soulagée aussitôt qu'elle peut expectorer, quoique en petite quantité, ce qui arrive tous les quinze jours, de sorte que, dans le mois, elle a quinze jours de moins souffrants que les autres, quinze jours où elle prend quelques aliments et quinze jours où elle ne prend que du bouillon ; le voyage a tellement exaspéré son état qu'elle ne peut pas même se rendre chez moi, elle est dans un état continuel d'oppression tellement forte qu'elle ne peut ni se coucher, ni dormir ; elle reste constamment assise sur une chaise, la respiration se fait chez elle avec de grands efforts et une dilatation considérable de la poitrine, malgré cela l'air semble lui manquer, il faut qu'elle laisse constamment la croisée ouverte, il lui semble à chaque instant qu'elle va étouffer, elle tousse souvent et ne crache jamais, dans le moment même des plus vives souffrances la respiration est parfaite dans tous les points de la poitrine, le bruit respiratoire est puéril, les cellules aériennes se dilatent dans toute leur capacité et dans tous les points du poumon, cependant elle étouffe, elle aurait besoin d'une respiration plus étendue; la poitrine résonne bien dans tous les points, le cœur n'est pas malade, la figure est injectée, rouge, violacée.—Traitement: potion calmante, eau thermale sucrée, coupée avec du lait, bain de pied sinapisé le matin, moutarde aux jambes le soir, diette absolue, saignée de 500 grammes, le quatrième jour amélioration bien prononcée, le lendemain, le cinquième, sixième et septième jour, demi-bain tempéré d'une heure chaque fois; elle rentre alors dans un calme parfait, la dyspnée disparaît, elle peut se coucher, elle dort, elle mange, elle peut aller et venir sans être haletante, bain entier d'une heure et demie par jour. — Résultat: huit jours de ce nouveau traitement la guérissent complètement, sans qu'elle conserve la moindre dyspnée, alors même qu'elle marche à la montée; deux années consécutives elle avait été envoyée au Mont-Dore, deux fois elle en était revenue sans boire les eaux, son mal s'étant toujours exaspéré par leur emploi.

STERNALGIE OU ANGINE DE POITRINE.

16e Observation.—Mme Dumas, de la Souterraine (Creuze), âgée de 49 ans, tempérament sanguin, constitution bonne, système nerveux très-irascible, n'étant plus réglée depuis deux ans et éprouvant depuis lors des bouffées de chaleur continuelles, se rend à Chaudesaigues le 8 août 1850, après avoir été sujette pendant treize ans à des spasmes hystériques qui se renouvelaient de temps en temps et se calmaient facilement, elle fut atteinte à leur place, en 1848, d'une angine de poitrine qui dura une heure et se renouvela ensuite tous les trois mois, l'accès fut caractérisé par une douleur vive dans toute la partie postérieure du sternum, d'où elle se propageait au cou jusqu'à la base de la machoire et dans la région du cœur qui devenait palpitant; Mme D. entrait alors dans des angoisses terribles, elle se sentait serrée, anéantie, faible, comme si elle eût été près de mourir, l'inspiration était pénible et douloureuse, elle pâlissait, tout son corps se couvrait d'une sueur froide, elle eût préféré la mort qu'elle craignait à des souffrances semblables, des éructations amenaient ensuite la solution de l'accès qui ne laissait après lui qu'une fatigue passagère et une douleur sourde sur le bas du sternum, celle-ci semblait être une pierre d'attente, elle passait à l'état aigu toutes les fois que l'angine se renouvelait ; depuis janvier dernier l'attaque plus fréquente et prolongée a paru trois fois par mois et a duré depuis trois jusqu'à douze heures, la douleur s'est propagée jusqu'aux piliers du diaphragme et aux reins, où la malade la ressent encore, les derniers accès enlevèrent l'appétit, depuis lors inappétence, digestions pénibles, vomituritìon des aliments, le bouillon seul est supporté, selles dures et rares, agitation continuelle, insomnie, moral affecté, l'auscultation de la poitrine n'apprend rien, l'angine n'a pas paru d'un mois, mais la douleur qui semblait être la pierre d'attente et l'excitation nerveuse générale existait toujours.—Traitement : bain tempéré de cinq quarts d'heure par jour, un peu de douche parfois, eau thermale coupée avec l'eau de fleur d'orange et du lait en boisson, le matin, tous les soirs, en se couchant, eau thermale coupée avec le sirop de labelonyère et l'eau de laurier cerise. — Résultat : un mois de ce traitement amène un calme parfait ; trois mois après j'apprends par une personne de la ville que la cure persiste et que les accès sternalgiques n'ont plus reparu.

PLEURE, PLEURÉSIE LATENTE ET OPHONIE HYSTÉRIQUE.

17e Observation. — La fille du cantonnier d'Antérieux (Cantal), âgée de 17 ans, tempérament lymphatico-bilieux, constitution moyenne, mal réglée depuis deux ans, vient prendre nos eaux le 7 août 1849 ; depuis 14 mois elle éprouve une douleur sourde au côté droit de la poitrine, une petite toux sèche et de l'oppression pour peu qu'elle agisse, l'appétit diminua dès les premiers jours, depuis lors elle était dans un malaise habituel qui n'était pas assz fort pour la faire coucher, mais suffisant pour l'empêcher d'agir; elle avait pâli et maigri, on négligeait cet état quand, en juin 1849, le contact de l'eau froide ayant amené la suppression de ses menstrues, elle fut prise d'un accès hystérique qui lui laissa la voix voilée; quand elle arrive chez nous on ne peut l'entendre, qu'en portant l'oreille près d'elle, l'exploration de la poitrine offre un point mat sur le côté droit où la respiration n'est sensible que dans la partie postérieure, dans le côté opposé elle est puérile, égophonie sous le sein droit seulement.—Traitement : bain tempéré d'une heure par jour, douche en arrosoir, eau thermale coupée avec du lait, ipécacuanha aprés le quinzième bain. — Résultat: La malade nous quitte le 16 et recouvre la parole en rentrant dans ses foyers, elle ne sent plus de douleur au côté qui semble légèrement affaissé, elle tousse moins, la tisane d'oranger ou celle de salsepareille coupée avec du lait suffisent ensuite pour finir de la rétablir; elle revient en août 1850 pour une douleur qu'elle éprouve dans le côté opposé; elle est parfaitement remise de sa première indisposition, la respiration, quoique plus obscure, se fait entendre dans tout le côté droit, la déformation de la poitrine est bien sensible cette fois, la malade penche sur le côté qui était affecté, mais elle n'en souffre plus; la toux l'a quittée, les accès d'hystérie n'ont pas reparu, les menstrues revinrent après la prise de nos eaux, elles paraissent depuis lors à chaque époque mensuelle, sa dernière douleur a aussi disparu cette fois, elle est actuellement bien portante.

CŒUR.

HYPERTROPHIE AVEC DILATATION DES DEUX VENTRICULES DU CŒUR.

18e Observation. — Marie-Anne Rigal, fille de peine à Aurillac (Cantal), âgée de 55 ans, n'étant plus réglée depuis six ans, tempérament lymphatico-sanguin, commence l'usage de nos bains le 28 juin 1850; elle avait gardé le lit pendant un mois avant de se rendre chez nous; je ne la vis qu'après le troisième bain, la mauvaise administration de nos eaux l'ayant rendue plus malade; assise sur son lit, elle pouvait à peine respirer, elle toussait de temps en temps, il lui semblait qu'elle n'avait pas assez d'air pour vivre, il fallait ouvrir souvent la croisée ; elle avait passé la nuit dans la position où je la rencontrai , la suffocation était imminente, toutes les fois qu'elle voulait essayer de se coucher battements du cœur forts, violents dans leur impulsion , occupant tout le côté gauche de la poitrine, la région sternale et une partie du côté droit , la respiration ne s'entendait que dans la partie postérieure du thorax , et une partie du côté droit , où elle était puérile , dans tous les autres points elle était voilée par les battements du cœur , la figure avait les pommettes et les lèvres violacées, noiratres , toutes les autres parties étaient d'un jaune-paille œdématiées , le bas ventre , les cuisses et les jambes étaient enflées, la malade pouvait à peine se remuer , tellement l'oppression de poitrine était forte ; inappétence , bouche pâteuse, selles rares , insomnie.—Traitement : saignée de 500 grammes , bain tempéré d'une heure par jour , eau thermale coupée avec le sirop de la bélonye.—Résultat : dès le lendemain l'état de la malade s'améliore , elle a pu se coucher la nuit suivante , elle a même dormi , elle va ensuite de mieux en mieux , et enfin les bains et une nouvelle saignée la mettent dans un état aussi satisfaisant que possible , elle se couche sans dyphnée ; l'oppression a disparu , les battements du cœur modérés dans leur impulsion occupent moins d'espace , elle saute et danse par moments pour prouver la satisfaction qu'elle éprouve de sa nouvelle position.

Cette observation suffira , je pense , pour faire sentir toute la nécessité d'une bonne direction dans la prise de nos eaux , et combien il est dangereux de les prendre quelque fois sans discernement : trois jours la malade prend les bains sans consulter , trois jours son état empire, il fallait ou partir ou mourir ; elle était décidée à nous quitter , quand je la rencontre , et l'empêche de le faire ; si elle fût partie dans cet état , elle aurait accusé le remède qui l'a pourtant guérie , tandis que tout le surcroît de mal qu'elle éprouvait , était le fruit de la mauvaise administration des eaux.

HYPERTROPHIE AVEC DILATATION DU VENTRICULE GAUCHE DU CŒUR.

19e Observation. — Bienfait, cultivateur aux Thermes (Lozère), âgé de 47 ans, tempérament bilieux-sanguin, constitution bonne, commence l'usage de nos eaux le 16 juin 1850; après avoir été soulagé de la même affection en 1848; sa respiration est courte, petite toux, oppression de poitrine, respiration puérile, battements du cœur forts, violents, leur impulsion se fait sentir dans toute la partie latérale gauche de la poitrine, elle soulève l'oreille de l'observateur, pommettes et lèvres violacées, le restant de la figure jaune-paille, l'appétit et les forces languissent, marche lente, douleurs vagues dans tous les membres.—Traitement : saignée de 600 grammes, le premier jour, eau thermale en boisson, bain tempéré de cinq quarts d'heure par jour. —Résultat : le premier bain soulage le malade, de jour en jour sa respiration devient libre, la toux le quitte, les battements du cœur deviennent plus doux, moins violents, ils semblent même se restreindre, les forces et l'appétit reviennent, enfin, après seize jours de traitement, le malade se dit assez fort pour reprendre ses occupations ordinaires; trois mois après je le rencontre, la cure s'est soutenue, il a constamment travaillé depuis son départ de Chaudesaigues.

DILATATION DU CŒUR ET RHUMATISME.

20e Observation.—Marguerite Triple, de Saint-Eulalle-le-Plein (Cantal), âgée de 26 ans, tempérament lymphatico-sanguin, constitution bonne, vient visiter nos thermes le 15 juillet 1850; depuis deux ans que ses menstrues n'ont pas reparu à la suite de l'alaitement, elle se plaint de douleurs brûlantes dans toutes les parties du corps, de palpitations de cœur; oppressée de la poitrine, elle tousse pour peu qu'elle marche, les bruits du cœur sont plus marqués que d'habitude et se font sentir dans une plus grande étendue, l'impulsion est moins forte, l'on sent à peine les battements, faiblesses, l'hypotimie de temps en temps.—Traitement : douche, bain tempéré, eau thermale en boisson. — Résultat : vingt jours de traitement amènent la disparition des douleurs, les battements du cœur deviennent moins bruyants, la respiration est devenue plus libre.

HYPERTROPHIE AVEC DILATATION DES DEUX VENTRICULES DU CŒUR.— DOULEURS RHUMATISMALES ET MALADIE DU FOIE.

21e Observation.—Mme Merchadier, de Fournel (Lozère), âgée de 40 ans, très-irascible, quitte le lit qu'elle avait gardé deux mois, pour se rendre chez nous le premier juillet 1850; elle n'a que la peau, les os et des muscles desséchés, les membres inférieurs sont œdématiés, la figure et les yeux sont d'un jaune-paille, petite rougeur sur les joues, lèvres violacées, vives douleurs à la tête et aux jambes, la sensibilité est tellement exaltée que la moindre des choses fait couler les larmes, moral affecté, battements du cœur très-étendus, occupant tout le côté gauche et la région sternale, impulsion de l'organe aussi forte qu'à l'état normal, bruits très-prononcés, la respiration se fait bien, cependant la malade tousse de temps en temps, elle est haletante pour peu qu'elle agisse, pouls petit et vif, inappétence, soif, bouche pâteuse, langue muqueuse dans son milieu, rouge sur les bords, tumeur de la grosseur du poing dans l'hypocondre droit sur le bord du grand lobe du foie, selles rares, digestions pénibles, la malade ne supporte que quelques aliments bien légers, insomnie. — Traitement : bain tempéré d'une heure par jour, eau thermale coupée avec le sirop de la bélonye, application de quelques sangsues pendant deux fois sur la région épigastrique, un quart de grain acétate de morphine un jour entre autre.—Résultat : la malade se retire, après dix-huit jours de traitement, dans un état d'amélioration surprenante ; elle est devenue calme et tranquille, son moral s'est rassuré, elle dort, les douleurs ont disparu, le cœur est plus calme, le pouls plus développé, l'enflure des jambes a disparu, la tumeur du foie, devenue indolente, a perdu de son volume, les digestions se font mieux, le teint reprend sa fraîcheur ; deux mois après je rencontre son médecin, le polonais de Fournel, qui m'assure qu'elle va aussi bien que possible, qu'elle a repris ses occupations de ménage, et, comme moi, il est étonné du résultat obtenu par nos eaux.

DILATATION DU CŒUR ET APHONIE, GASTRODYNIE ET DOULEURS RHUMATISMALES.

22e Observation.—Mlle C. religieuse, de Murat (Cantal), âgée de 43 ans, tempérament lymphatico-nerveux, constitution bonne, commence l'usage de nos bains le 20 juillet 1850; depuis trois ans elle éprouve des douleurs plus ou moins vives dans les diverses parties du corps, tantôt à un endroit, tantôt à l'autre, inappétence, le manger lui occasionne un poids, une douleur chaude à la région épigastrique, qui ne passe que trois heures après le repas, il est des aliments qui fatiguent plus que les autres, constipation, ventre ballonné parfois; elle ne parle qu'à voix basse et tousse de temps en temps, le mouvement la rend haletante, palpitations de cœur, sentiment habituel de faiblesse, elle se sent défaillir, la respiration se fait assez bien, tout au plus est-elle un peu obscure, le cœur bat dans tout le côté gauche et dans la région sternale, son impulsion est médiocre, le bruit est fort et roqueux.—Traitement: eau thermale coupée avec le sirop de la bélonye, demi-heure de douche, demi-heure de bain tempéré tous les jours, saignée de 400 grammes.—Résultat: l'emploi de nos eaux pendant dix-neuf jours suffit pour amener un état satisfaisant, la malade commence à parler à haute voix, elle ne tousse plus, la poitrine est moins oppressée, les digestions se font mieux, les douleurs sont amorties.

NERFS CORDIAQUES.

SPASME NERVEUX DU CŒUR ET DES PRINCIPAUX VAISSEAUX QUI EN PARTENT, AVEC BRUIT DE SOUFFLET ET FRÉMISSEMENT CATAIRE.

23e Observation. — Mme Trazit, de Pèje, commune de Saint-George (Cantal), âgée de 25 ans, mariée depuis sept ans, sans enfants, tempérament lymphatique, système nerveux, très-irascible, peau blanche, douce, blonde, se rend à Chaudesaigues le 10 juillet 1849 ; il y avait deux ans qu'elle commença à être indisposée, sans appétit ; abattue alors et habituellement faible, elle avait pâli, les eaux de Magnac la guérirent ; deux mois après elle retomba dans le même état, des contrariétés de ménage vinrent exaspérer son mal quatre mois plus tard encore, dès-lors petite oppression de poitrine, haleine courte, augmentation des faiblesses, Mme T. ne peut plus se tenir debout, elle s'alite, inappétence plus marquée que jamais, soif, langue blanche, bouche pâteuse, sentiment de constriction à la région épigastrique, urines rares, selles dures et rares, sueurs épaisses, visqueuses, fétides et abondantes ; on est obligé de changer de linge jusqu'à dix fois par jour, douleurs dans tout le corps, qui deviennent plus vives ; toutes les fois que les sueurs diminuent, peu de sommeil, moral affecté, cet état dura jusqu'au 10 mai 1849, le mal augmenta même insensiblement, nonobstant plusieurs remèdes, les dents et la peau de tout le corps finirent par devenir livides et noires, les faiblesses devinrent si fortes alors que la malade pouvait à peine se remuer dans son lit, elle fit craindre même pour ses jours ; pendant tout ce temps elle n'avait pris pour toute nourriture que du bouillon, quelque peu de ris ou quelques panades légères, ne pouvant supporter autre chose. De tous les remèdes faits jusque-là, il n'y eût que les bains domestiques qui la soulagèrent d'une manière sensible, pendant leur usage la peau blanchit, les dents seules restèrent noires. A son arrivée chez nous la figure est pâle, triste, avec une rose à chaque pommette, que la moindre impression étend sur les joues, dents noires, gencives saines, corps maigre, dans chaque région axillaire une glande engorgée, de la grosseur d'un œuf de pigeon, elles avaient paru six mois auparavant ; petite oppression de poitrine, toux sèche que le moindre mouvement augmente, dyphnée, battements du cœur accompagnés du bruit de soufflet et du frémissement cataire, pouls petit et vif, sentiment habituel de faiblesse que le manger augmente, les aliments légers en petite quantité sont supportés, soif, selles régulières, dures, les sueurs font changer de linge deux fois par jour, moral affecté, pleurs faciles. Il est aisé de voir que le spasme seul a par moment tellement gêné la vie dans ses principaux fondements, qu'il en résulte un trouble dans la circulation sanguine et par suite la cyanose générale, la noirceur des dents et la sueur qu'on observe encore.—Traitement : bain tempéré d'une heure par jour, eau thermale coupée avec le sirop de la bélonye et l'eau de laurier cerise.—Résultat : les premiers bains coupent la sueur, la dyphnée et les faiblesses ; le sommeil devient paisible et dure toute la nuit, l'appétit se dessine, les aliments sont augmentés après le troisième bain, les digestions se font mieux, le teint devient de jour en jour naturel, l'imagination se rassure, la malade revoit les amusements avec plaisir, la colérine, survenue à la suite d'une tasse de café que prit la malade après le quinzième bain, nous enlève la plus belle partie du bénéfice de nos eaux, le teint frais qu'elles lui avaient donné ; j'annonce cependant la cure faite, la tisane du chiendent, coupée avec le sirop de la bélonye, suffit ensuite pour la remettre ; deux mois après son mari m'annonce que sa femme est complétement rétablie. Mme T. revient chez nous en août 1850 pour calmer une petite irritation nerveuse qui lui est survenue depuis deux mois à la suite de nouvelles contrariétés ; sa physionomie est cette fois naturelle, elle a repris beaucoup d'embonpoint, elle nous quitte encore pleinement satisfaite et guérie de nouveau.

Nos bains ont agi dans ce cas en calmant et détendant le système nerveux, en modérant l'impulsion du cœur, dont ils ont rendu les contractions aisées et faciles, en exerçant une action résolutive sur les glandes engorgées dont ils ont déterminé la fonte, en un mot en mettant tous les organes réparateurs dans une aisance telle, que toutes les fonctions se sont promptement rétablies, plus tôt qu'en réparant par leurs principes les pertes apparentes du sang.

SPASME NERVEUX DE L'AORTE PECTORALE.

24e OBSERVATION.—D. P. de Saint-Hippolyte (Aveyron),

âgé de 23 ans, tempérament sanguin, constitution bonne, malade depuis un an, réclame mes soins le 10 juillet 1850; il se plaint de roideurs sans gonflement ni douleurs dans toutes les articulations des membres, il sent habituellement un petit feu dans tout le trajet de l'aorte désignée, le long de la colonne épinière, d'où partent à chaque instant des bouffées de chaleur qui s'étendent dans tous les points de la poitrine, pour peu que le malade agisse ou fasse d'excès, ces chaleurs deviennent plus considérables et se propagent dans tout le corps, comme si son sang était en fermentation, il se sent alors défaillir, la respiration semble s'embarrasser, l'oreille entend un bruit de soufflet obscur vis-à-vis la crosse de l'aorte, il n'a point de fièvre ni de chaleur sensible au toucher, les fonctions digestives se font assez bien. — Traitement : un quart d'heure de douche et une heure de bain tempéré par jour, eau thermale en boisson. — Résultat : quinze bains procurent un état satisfaisant, la roideur des articulations disparaît, les chaleurs se modèrent, la sensibilité aussi, le sommeil revient, l'appétit se déclare.

═

MALADIES DU CERVEAU.

Les observations que je vais citer sur les maladies du cerveau et de la moelle épinière, celles qui sont déjà connues et tant d'autres qui restent dans l'oubli, prouvent que nos eaux doivent être considérées comme un remède précieux pour les combattre, et qu'elles peuvent souvent guérir, à elles seules, la plupart de ces affections qui exercent habituellement et la patience du médecin et la constance des malades. La paralysie se guérit journellement chez nous. Il est à désirer que le gouvernement reconnaisse cette incontestable vérité et toute son importance, il ne pourra plus se défendre alors contre ce principe, qu'il doit faciliter l'administration d'un remède si puissant, pour remplir le premier de ses devoirs, qui est celui de soulager l'humanité souffrante, et Chaudeeaigues ne tardera pas à être doté d'un établissement public.

PARALYSIE DU BRAS GAUCHE.

1re Observation, n° 25. — M. Coussinous, d'Aurillac (Cantal), âgé de 50 ans, tempérament lymphatico-sanguin, constitution forte, système nerveux irascible et très-sensible à la saignée qui lui occasionne des angoisses et des faiblesses prolongées, se rend à Chaudesaigues le 14 juillet 1850; il me raconte qu'il était venu l'année d'auparavant à nos bains pour une douleur rhumatismale à la cuisse droite, se trouvant déjà affaibli par deux fortes pertes de sang; la première, quinze jours avant son départ pour nos eaux, provenait d'une application de sangsues, dont les piqures donnèrent deux litres de sang, la seconde, huit jours après, provenait d'un épistaxis accidentel qui en avait fourni tout autant, et qui, tout en l'affaiblissant, l'avait délivré d'une céphalée à laquelle il était exposé de temps en temps. Arrivé à Chaudesaigues, on lui tira une pleine cuvette de sang, il fut tellement sensible à cette dernière saignée, qu'il tomba en syncope, le lit l'en délivra bientôt, mais ayant voulu se relever peu de temps après, il en résulta une seconde syncope, pour laquelle il fallut s'aliter de nouveau, et, quand il revint de sa faiblesse cette fois, il ne fut pas peu étonné de trouver son bras gauche engourdi, à demi paralysé, il remuait encore un peu les doigts et l'avant-bras, il lui était impossible de porter la main à la tête, il prit dans la journée du vin, du cognac pour se fortifier et ne se rendit pas plus malade pour cela, il voulut aller le lendemain à la douche, au bain chaud et à l'étuve sèche, mais le premier essai finit de lui paralyser son bras. Convaincu alors de la valeur de la défense que je lui avais faite la veille de prendre nos bains, et du conseil que je lui donnais de revenir auprès de son médecin ordinaire, il se décida à nous quitter, ce qu'il fit le lendemain, fort heureusement pour lui la cause de son mal était plutôt séreuse que sanguine, et le fruit des abondantes saignées qu'il venait de supporter, sans quoi son unique essai lui eût probablement coûté la vie. A son arrivée cette année, il tient constamment la main gauche dans le gousset du pentalon pour la soutenir, avec de grands efforts et le secours de l'autre main il la porte à la bouche, il remue à peine les doigts qui sont habituellement contractés, il n'a point de force dans le membre dont les articulations sont roides, du reste santé bonne.—Traitement : saignée de 500 grammes, il fut tellement sensible à son action qu'il garda le lit toute la journée, se sentant souvent défaillir ; eau de sedlitz le lendemain, douche à vingt-huit degrés d'une heure par jour, eau de Sainte-Marie pour boisson. — Résultat : à son départ, le premier août, il porte la main, quoique avec peine, au sommet de la tête, les mouvements des doigts et de la main sont plus libres, tout le membre a gagné de la force, la maladie a fait un grand pas vers le bien, elle y marchera maintenant, pourvu que le malade ne fasse pas d'imprudences, probablement une autre saison finira de le guérir.

HÉMIPLÉGIE DROITE.

2e Observation, no 26.—Claude Carrier, de St-Mary-le-Plein (Cantal), âgé de 70 ans, tempérament sanguin, constitution forte, nous visite le 15 juillet 1850; une attaque d'apoplexie qu'il avait eue depuis trois mois, le laissa dans l'état qui l'amène à nos bains, langue gênée dans ses mouvements, le bras et la main droite n'exécutent que des mouvements imparfaits, la jambe du même côté est faible, il la traîne pour marcher, il se porte d'ailleurs assez bien.— Traitement : douche et bain tempéré, eau thermale en boisson, les premiers bains soulagent, une étuve que prend le malade de son propre mouvement, et parce qu'il le voit faire à d'autres, enlève tout le bénéfice de nos eaux et lui fait beaucoup de mal, quand avec une once et demie huile ricin que je lui fais prendre, je détermine une purgation qui rappelle l'aisance déjà obtenue les premiers jours, l'étuve est interdite.—Résultat : à son départ, le 28 juin, il est dans un état aussi satisfaisant que possible, il parle facilement, il marche de même et il porte le bras à la tête.

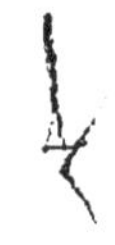

HÉMIPLÉGIE DROITE INCOMPLÈTE.

3e OBSERVATION, no 27.—Vezombes Jean, cordonnier à Laguyole (Aveyron), âgé de 39 ans, tempérament bilieux, constitution bonne, exposé par état aux excès de boisson, eut tout à coup et sans attaque la jambe droite paralysée en novembre 1849; se trouvant alors en voyage, il fut obligé de s'arrêter en route, depuis lors tournoiement de tête pour peu qu'il se courbe ou qu'il regarde vers le ciel, la jambe est tellement faible qu'il peut à peine se tenir, il ne peut marcher en traînant la jambe que sur un terrain bien uni, le bras du même côté est toujours pendant, les doigts de cette main sont contractés et fermés, il les remue à peine, la langue engourdie n'articule que quelques monosyllabes. Après avoir fait beaucoup de remèdes inutiles, il se rend chez nous le premier juin 1850, il prend douche, bain, étuve sèche, l'eau thermale en boisson, l'hémiplégie cède, mais le tournoiement de tête augmente et devient continuel; je suis alors seulement consulté, saignée de 500 grammes, l'étuve sèche est interdite, le tournoiement de tête disparaît, le mieux se dessine de plus en plus, et le malade nous quitte le quinze, parlant facilement, solide dans sa marche, remuant les doigts de la main paralysée; arrivé chez lui, il se remet au travail et se livre à de nouveaux excès; il ne tarde pas longtemps à retomber dans son premier état, il revient chez nous sur la fin d'août; un médecin de Rodès lui pose quatre moxas sur la colonne vertébrale, ce qui ne l'empêche pas de reprendre les mêmes remèdes; il obtient encore une amélioration égale à la première; je ne doute pas un instant qu'il ne guérisse complètement, s'il évite les excès.

MYÉLITE CHRONIQUE.

4e OBSERVATION, no 28.—Colinyac Jean, de la paroisse de Benaveile, au Mazet-Haut (Aveyron), âgé de 43 ans, tempérament bilieux, constitution bonne, est malade depuis sept mois, quand il vient à nos bains en août 1850; il se plaint de faiblesses dans la région lombaire, aux jambes, aux bras et aux mains ; il ne peut ni marcher ni se tenir debout, on est obligé de le lever et le soutenir pendant que l'on fait son lit, il peut à peine se servir de ses mains pour porter les aliments à la bouche, douleurs vagues, ambulantes, constipation, urines rares ; il a maigri malgré l'appétit qu'il a conservé, insomnie.—Traitement : douche, bain tempéré, eau de Ste-Marie en boisson. — Résultat : il nous quitte dix-huit jours après son arrivée, dans une amélioration bien marquée, toutes ses parties faibles se sont fortifiées, il se sert un peu mieux de ses mains et peut découper les aliments, il commence à se lever et par moment il se tient debout sans le secours de personne ; sa maladie a fait un grand pas vers le bien.

HÉMIPLÉGIE.

5e Observation, n° 29.—Mme Treyan, de Toulouse, âgée de 43 ans, tempérament lymphatico-sanguin, constitution moyenne, malade depuis dix-sept mois, se rend à nos thermes le 15 août 1850 ; elle me raconte que pendant trois mois le bras et la jambe gauche furent insensibles et ne purent exécuter aucun mouvement ; pendant les autres quatorze mois qui venaient de s'écouler, son état s'était amélioré, elle en était arrivée peu à peu avec beaucoup de remèdes au point où je la voyais ; elle marche avec un bâton, traînant la jambe paralysée et se fatigue bientôt, elle remue son bras et la main, la sensibilité est en partie rétablie, elle sent quand on la pince; sentiment habituel de froid et douleurs vagues sur toutes les parties paralysées, extrêmités inférieures œdématiées. Elle me raconte que l'attaque qui précéda cette paralysie avait été précédée elle-même de six années de sueurs continuelles, et autres six années d'une douleur continuelle au côté droit de la tête, où elle éprouvait en même temps un froid glacial, quand l'attaque la prit, il lui sembla que le froid quittait la tête pour se porter sur le côté droit, et c'est alors qu'elle perdit connaissance.—Traitement ; douche, bain tempéré, eau thermale en boisson le matin, celle de Sainte-Marie dans la journée.—Résultat : la malade nous quitte le sept août, dans une amélioration sensible, l'œdème des jambes a disparu, ainsi que les douleurs, le sentiment de froid est moins prononcé, toutes les parties faibles se sont fortifiées, les promenades sont moins pénibles et plus prolongées, la main est portée facilement à la tête.

CÉPHALÉE.

6e OBSERVATION, n° 30.—M. B, prêtre, de la Chapelle-Laurent (Cantal), âgé de 25 ans, tempérament lymphatico-sanguin, constitution bonne, se rend à Chaudesaigues en 1849; depuis deux ans il est sujet à une forte douleur de tête, il éprouve souvent des vertiges, sa vue se trouble dès qu'il essaye de lire, si quelquefois il parvient à le faire, le travail est sans fruit, quant au reste il se porte assez bien.—Traitement : douche tempérée pendant quinze jours, eau de Magnac en boisson.—Résultat : légère amélioration au départ, la douleur diminue ensuite sans nouvelle médication ; un mois après M. B. se sent guéri et reprend la lecture et le travail avec fruit, il revient en août 1850 à titre de reconnaissance et nous quitte treize jours après, rendant hommage à nos eaux ou à la cure qu'elles venaient de faire.

HYPOCONDRIE.

7e OBSERVATION, n° 31.—Mlle D. de Chaudesaigues (Cantal), âgée de 35 ans, tempérament lymphatico-nerveux, figure pâle, peau très-blanche, réglée, mais perdant peu à chaque époque mensuelle, avait déjà éprouvé pendant trois mois un malaise général, des douleurs vagues dans tout le corps, mais principalement à la tête, et une forte insomnie, quand tout à coup elle se crut menacée de mourir ; elle se sentit défaillir, sans que son pouls faiblit pour cela, le sommeil qu'elle goûtait à peine semblait, disait-elle, achever de l'anéantir, pendant une nuit elle fit tout ce qu'elle put pour chasser le sommeil, le lendemain tout son corps fut plus endolori que jamais, la tête surtout lui fit beaucoup de mal, malaise général, agitation ; elle est prête à chaque instant à sortir de son lit, avec envie de se jeter par la croisée, se croyant incapable de supporter tout ce qu'elle a à souffrir, pour subir une mort qui lui paraît inévitable, parole brusque, volubilité étonnante, yeux vifs, animés, tendus, faiblesses, hypotymies, angoisses ; elle prétend que tout son corps souffre, elle ne sait pas définir le genre de douleur qu'elle éprouve, dégoût général, inappétence, langue muqueuse, constipation, la circulation se fait bien, il en est de même de la respiration qu'elle dit gênée.— Traitement : bain tempéré de trois heures par jour, eau thermale coupée avec le sirop de gomme et l'eau de fleur d'orange. —Résultat : les premiers bains rompent le spasme, la figure se détend ; les faiblesses deviennent moins fortes, le sommeil et l'appétit se montrent, enfin après quelques alternatives d'amélioration toujours croissante et de faibles recrudescences, quinze jours de traitement suffisent pour la guérir ; elle va ensuite à la campagne où elle achève de se remettre.

PARALYSIE HYSTÉRIQUE.

33ᵉ Observation.—Mlle B. du canton de Massiac (Cantal), tempérament lymphatico-sanguin, constitution bonne, a ses menstrues qui paraissent tous les mois et durent pendant huit jours avec peu d'abondance ; elle fut pendant deux ans, à la suite d'un coup violent sur la poitrine, à l'âge de vingt ans, sous l'influence d'une douleur dans toute la partie inférieure de cette région, qui vint compliquer une céphalée habituelle qui avait paru deux ans avant cet accident, tout exercice pénible était impossible. A la suite d'un voyage à pied, fait en novembre 1846, elle fut prise le soir d'un accès hystérique qui dura cinq heures, débuta par une augmentation de la douleur du côté et un sentiment de faiblesse qui la força à se coucher ; peu de temps après mouvements convulsifs dans les muscles intercostaux, oppression de poitrine, quelques sanglots ou quelques cris amenèrent une détente si marquée, que la respiration devint imperceptible, la malade resta alors comme évanouie, sans parole ni connaissance ; insensible à tout ce qui se passait autour d'elle, elle sortit toute étonnée de cet état, croyant qu'elle venait de dormir, ressentant une forte douleur à la tête, qui se propagea plus tard le long de la colonne épinière, elle fut plongée dans un abattement qui dura trois jours. Plusieurs remèdes n'empêchèrent pas quelque temps après de voir la jambe gauche, devenue très-douloureuse, se paralyser, le bras du même côté s'engourdit, alors aussi reparurent des nouveaux accès hystériques qui durèrent demi-heure matin et soir, semblables aux premiers, sauf les mouvements convulsifs de la poitrine qui n'eurent pas lieu, une petite fièvre accompagna cet état, inappétence, langue blanche, bouche pâteuse, selles rares et dures, urines rares, insomnie; forcée de garder le lit, elle fut portée pour la première fois à Chaudesaigues en juin 1843 ; à son arrivée peau blanche et douce, cheveux châtain-clair, figure pleine et pâle, rougeur sur les pommettes seulement, tissu cellulaire abreuvé de sucs grossiers, qui lui donnait toutes les apparences d'une personne grasse, bras gauche engourdi, jambe du même côté paralysée, douleur vive dans les nerfs axillaires et sciatiques du même côté, douleur encore à la tête et tout le long de la colonne vertébrale ; la moindre impression semblait porter tout le sang à la figure, accès d'hystérie matin et soir, sans changement de rihtme dans le pouls ; elle mangeait si peu qu'on était à concevoir comment elle pouvait se soutenir. —Traitement: demi-heure de douche sur les extrémités paralysées, demi-heure de bain, eau thermale en boisson. — Résultat : tout le bien obtenu cette fois se borne à une diminution dans le nombre des accès hystériques et dans un calme momentané des douleurs, tant qu'elle était au bain. Elle revient en août, même année, après seize jours du même traitement, elle peut traîner sa jambe paralysée, deux personnes la soutenant, son bras devint moins engourdi, le nombre des accès diminua encore, toutes les douleurs, excepté celle du côté de la poitrine, diminuérent, l'amélioration fit ensuite des progrès jusqu'à l'entrée de l'hyver. L'été suivant elle vint prendre deux fois les eaux thermales, comme l'année précédente, même prescription, la douche fut alors promenée sur la colonne vertébrale. — Résultat : à la première campagne les douleurs disparurent, excepté celle du côté, les accès hystériques devinrent plus rares, ce ne fut que dans le courant de décembre suivant, qu'un mieux très-sensible se déclara et se soutint dans le bras et la jambe paralysée. En 1849, cinquième année de la maladie, la malade marchait avec une béquille et un bâton, elle n'avait plus d'accès hystérique, physionomie naturelle ; les menstrues semblaient moins pénibles, elle ne les gardait plus que quatre jours à chaque époque mensuelle, et perdait plus que dans huit autrefois ; deux fois, par mégarde, le teneur de bains lui donna la douche trop chaude, deux fois elle en fut indisposée, mal de tête et fièvre tout le jour, la diète, un bain de jambe le soir et le sommeil de la nuit calmèrent toujours ces accidents, elle est revenue dans ses foyers guérie, le 22 juillet après le seizième bain, il ne lui reste plus qu'une douleur légère au côté gauche. Elle revient en août 1850, elle sent toujours sa douleur au côté, parfois une légère céphalée, ce qui ne l'empêche pas d'aller et venir et même de travailler ; elle nous quitte quinze jours après, rendant hommage à nos eaux de la cure qu'elles avaient faite.

Dans ce cas la paralysie était toute sous la dépendance de l'affection hystérique, dont elle a suivi tous les mouvements, et, si on ne peut pas admettre qu'elle fût essentiellement nerveuse, du moins sera-t-elle considérée comme le fruit d'une fluxion habituelle que l'hystérie avait occasionnée de tout temps sur la colonne épinière, d'où était résulté un épanchement séreux qui lui avait donné naissance et qui ne pouvait être complètement résorbé qu'autant que l'affection primitive disparaîtrait.

Nos bains ont agi dans ce cas en calmant ou détruisant les névralgies qui font souvent le désespoir des médecins, en modifiant les influences ou les sympathies utérines, en excitant par la douche l'action des vaisseaux absorbants, ils ont déterminé la résorbstion du liquide séreux épanché dans le canal vertébral, et réveillé en même temps l'action engourdie de nerfs cruraux et axillaires.

Cette observation fait sentir toute la nécessité d'une stricte fidélité dans les ordonnances ; deux fois, par mégarde, Mlle B. a pris la douche trop chaude, deux fois elle en a été indisposée et malade.

HYSTÉRIE.

34e Observation.—Agnès Berbigier, de Pénaveiles, commune de Saint-Urcise (Cantal), âgée de 17 ans, constitution bonne, déjà menstruée, éprouve depuis deux ans quelques mouvements hystériques, elle les a depuis deux mois sans interruption presque aucune, elle éprouve un sentiment habituel de strangulation qui par moment s'exaspère à l'apparition d'une douleur qui de l'épigastre se propage jusqu'au cou, la déglutition devient alors impossible, la respiration pénible, laborieuse, convulsive, les muscles du cou, des bras mêmes et de la figure se roidissent quelquefois, la syncôpe termine l'accès ; la malade reste ensuite toute courbaturée, faible, inappétence, bouche pâteuse, langue muqueuse, constipation, tendance au sommeil.—Traitement : bain tempéré d'une heure par jour, lavement d'eau thermale chaque jour, eau thermale en boisson, saignée de 500 grammes. — Résultat : seize jours de traitement suffisent pour guérir la malade ; elle nous quitte après avoir récupéré son appétit, ses forces, et passé huit jours sans accès, dans un calme parfait.

LÉSION DE LA MATRICE.

EXCORIATION ET BOURSOUFFLEMENT DU MUSEAU DE TANCHE.

35e Observation.—Me X. de laLozère, âgée de 34 ans, tempérament sanguin, constitution bonne, soulagée déjà par nos bains d'une hypertrophie avec dilatation du cœur, commence l'usage de nos eaux le 3 août 1850; elle se plaint de douleurs à l'esto-

6

mac, entre les épaules, de digestions pénibles et douloureuses, constipation ; elle tousse de temps en temps, la montée la rend de suite haletante, palpitation de cœur ; une vive douleur de rein est pendant deux heures l'avant-coureur de ses menstrues, la cohabitation avec son mari lui fait souvent montrer le sang, elle perd habituellement en blanc et en abondance, l'auscultation de poitrine n'offre qu'un peu plus d'étendue dans les battements du cœur, son impulsion plus forte et un râle sibilant dans quelques points du poumon, l'exploration de la matrice laisse apercevoir le museau de tanche boursoufflé, excorié.—Traitement : bain tempéré d'une heure par jour, cinq minutes de douche ascendante dans le vagin, quelques injections d'eau thermale dans le jour, eau thermale coupée avec le sirop de la bélonye pour boisson, le museau de tanche est touché deux fois avec le nitrate d'argent. — Résultat : Mme rentre dans ses foyers quinze jours après son arrivée, les digestions se font mieux, le museau de tanche est guéri, la perte blanche supprimée, la maladie du cœur a été peu modifiée cette fois.

Cette observation, réunie aux deux précédentes et autres qu'on pourrait citer, prouve que nos eaux conviennent encore dans les maladies de matrice.

GROSSESSE TUBAIRE.

36e Observation.—Cette observation est d'autant plus intéressante qu'elle surprend la nature dans ses mouvements, met à découvert une partie de ses ressources et dicte probablement le plan de conduite à tenir en pareille circonstance.

Jusqu'ici la grossesse tubaire a été regardée comme au-dessus des ressources de la nature et de l'art, et l'on n'a vu d'autres moyens de salut que dans la gastrotomie, où la taille vaginale la plupart du temps impraticable, parce que la femme meurt ordinairement dans le quatrième mois, avant qu'on puisse avoir des données certaines sur sa position, tandis que la nature secondée peut parfois, si l'on ne peut pas dire communément, se suffire. M. du Chambon seul semble avoir prévu le cas, quand il dit : « Je pense que l'on peut diminuer le dan-« ger que court la femme de perdre la vie à toutes les époques « d'une gestation de cette espèce, par la rupture de la poche « qui renferme l'ambrion, en employant les saignées et un « régime convenable. » Sa prévision trouve aujourd'hui un exemple dans l'espèce. La cure que je vais citer, réunie aux cas de dessèchement de fœtus dans le sein de la mère, qu'on a déjà observé plusieurs fois, et qui ont permis à celle-ci de vivre de longues années, n'est-elle pas suffisante pour faire modifier les principes donnés jusqu'à ce jour ; dans tous les cas, la science n'a qu'à gagner à la connaître, je m'estime heureux de pouvoir la lui offrir.

Mme Aliadière, de Sainte-Marie, canton de Pierrefort (Cantal), âgée de 37 ans, tempérament bilioso-nerveux, constitution bonne, mère de deux enfants, dont le dernier a huit ans, figure pâle, yeux vifs, le blanc de la sclérotique très-prononcé, peau très-blanche, ayant au cou depuis quelque temps un ganglion lymphatique engorgé, dur, squirrheux et de grosseur d'un œuf de pigeon, se rend à nos bains le 20 juillet 1850, par ordonnance de M. Méjansac, de Pierrefort, et de M. Salvagnac, de Tagenac, tous les deux docteurs en médecine. Ses menstrues lui manquent depuis trois mois et demi, elle ne les garda même pas la dernière fois comme d'habitude, elle croyait les avoir supprimées par le contact de l'eau froide; elle se plaint d'une douleur vive, lancinante dans toute la région hypogastrique et iliaque droite, et la fait remonter à l'époque de son imprudence ; peu sensible d'abord, elle est arrivée peu à peu au point où elle est actuellement; elle est si vive que la malade ne peut pas supporter la moindre compression, tout au plus se laisse-t-elle toucher fort légèrement, ces souffrances continuelles sont accompagnées souvent de coliques et par fois de flatuosités. Toutes les fois que les coliques reparaissent, elles avivent la douleur principale, le ventre est légèrement ballonné, le toucher sur l'abdomen découvre une tumeur de la grosseur des deux poings, oblongue, qui, de la région hypogastrique, s'étend dans la région iliaque droite, son fond est raboteux ; on y remarque trois à quatre infractuosités qui la font paraître comme bosselée et difforme ; le doigt, introduit dans le vagin, découvre une tumeur ronde, semblant formée par le corps de la matrice qui est cachée dans son épaisseur, le cou de la matrice est dans son état normal, l'on distingue son collet, la tumeur semble naître derrière lui et en être la continuation, surtout dans toute la partie antérieure du vagin, où l'exploration est plus facile, le toucher par cette partie rencontre les symptômes d'une grossesse à cette époque ; l'appétit a disparu, le peu d'aliments que prend la malade la gênent souvent, les digestions sont pénibles, les aliments flatulants l'indisposent et la rendent plus malade, constipation, moral affecté ; elle se croit atteinte d'une maladie incurable, insomnie ; le dyagnostic me paraît difficile, d'un côté signes apparents de grossesse, sans battement de l'enfant ; chez une femme qui n'a pas enfanté de huit ans, et qui, loin de soupçonner son état, attribue sa maladie à la suppression des menstrues, admettre cette hypothèse, il faut admettre une complication pour expliquer les douleurs ; d'un autre côté le fond de la tumeur est dur, lobuleux, la douleur lancinante qui l'accompagne, le ganglion engorgé et bien apparent du cou, la physionomie de la malade semblent prêter la main à cette idée qu'on a à combattre un squirrhe, comment expliquer cette douleur ? comment appeler cette tumeur ? il faut cependant, avant d'agir, définir la maladie.

Premier diagnostic, grossesse vraie ou fausse, compliquée d'ovarite droite, avec tendance à l'affection cancéreuse ; pronostic, j'annonce à la malade qu'elle guérira, mais que sa position réclame des soins actifs et assidus, qu'il faut d'abord détruire l'inflammation qu'on observe chez elle ; que cela fait, l'accouchement se fera ensuite, sinon plus tôt, du moins à l'époque de neuf mois, et que la cure ne sera définitive qu'alors ; je la fais voir le lendemain de son arrivée à mon cousin, le docteur Brémont, de Saint-Flour, qui se rencontrait à Chaudesaigues, je lui fais part de mon diagnostic et de mon pronostic ; entraîné par les apparences squirrheuses, il me dit qu'il est fâché de n'être pas de mon avis, qu'il peut se tromper comme moi, vu la difficulté du diagnostic ; mais, qu'il pense, sans pouvoir l'affirmer, que j'ai à combattre une affection grave et que j'aurai de la peine à guérir cette maladie; j'appelle alors auprès d'elle M. Blanc, d'Arliaguet, docteur-médecin, qui prenait les bains chez nous ; il est de mon avis. M. Pagès, de la Maison-Neuve, la voit aussi à mon insu, il engage le mari à lui faire quitter nos eaux, en lui disant que sa femme a un squirrhe qu'on ne peut pas guérir, et en lui assurant qu'il n'y a point de grossesse chez elle, ni vraie, ni fausse ; pour toute ordonnance, il lui conseille de faire des frictions mercurielles, matin et soir, sur la tumeur, et laisse agir la nature, tout en gardant le repos autant que possible. — Traitement : bain tempéré d'une heure matin et soir, quinze sangsues sur la tumeur tous les deux jours, lavement émollient, friction, matin et soir, avec la pommade suivante : extrait de belladona demi-once, cérat huit onces, onguent napolitain deux gros, cataplasme avec la farine de lin, repos absolu, nourriture légère, privation de tous les excitants. — Premier résultat : dans les huit premiers jours la sensibilité du ventre diminue beaucoup, les coliques sont plus rares et plus légères ; la malade commence à prendre un peu de courage et à recevoir quelques aliments avec plaisir; le neuvième jour, au soir, elle éprouve des coliques tellement intenses, qu'il en résulte de la faiblesse des hypotimies, de la pâleur par moment au visage, un ballonnement instantané du ventre, des angoisses, et la douleur hypogastrique qui s'était déjà calmée, reprend son premier caractère, le poids seul des couvertures incommode; la tumeur, examinée dans ce moment par le vagin, semble se contracter et s'abaisse dans l'excavation pelvienne, le cou de la matrice ramolli commence à se dilater, la pointe du doigt pénètre déjà dans le museau de tanche, sans pourtant aller plus avant, abattement, tristesse, nouvelles craintes de mourir, saignée de 500 grammes le même soir, onctions avec la pommade belladonée, fomentations de lin, demi-grain extrait gommeux d'opium ; ces moyens nous donnent un amendement dans les symptômes qui s'exaspèrent le lendemain matin, nouvelle saignée de 500 grammes, deux heures après un bain qui coupe toutes les douleurs comme par enchantement ; le ventre se détend, il ne reste plus que la tumeur hypogastrique toujours la même, quant à son volume; la malade est faible et fatiguée tout le jour, mais elle reprend sa gaîté le lendemain, continuation de la première prescription, trois jours après nouvelles coliques, nouvelles contractions de la tumeur et de la matrice qui, dans le moment des douleurs, s'enfonce dans le vagin, le cou de celle-ci se dilate encore et reste ensuite dilaté ; les douleurs sont cette fois identiques avec celles de l'accouchement, et elles ont lieu sans rappeler les douleurs continuelles qui avaient existé dans la tumeur ; la malade est contente cette fois de souffrir, dans l'espoir qu'elle n'en sera que plus tôt délivrée; nouvelle application des sangsues, continuation des autres moyens, nouveau calme ; trois jours plus tard nouvelles douleurs infructueuses d'accouchement, le cou de la matrice se dilate encore cette fois et assez pour y introduire le doigt, sans pouvoir toucher au fond du corps, l'état de vacuité de celle-ci me fait alors pressentir toute la nature de la maladie, et je complète ici mon diagnostic, grossesse tubaire avec inflammation inévitable des parties ambiantes, amenée déjà à un état inoffensif; la malade nous quitte après vingt jours de traitement; je la préviens qu'elle aura de temps en temps quelques coliques, je l'engage à garder un repos absolu, à continuer l'usage des frictions belladonnées, des cataplasmes et des lavements; j'ordonne aussi un régime doux. Un mois après Mme E. sentant des douleurs plus fortes que d'habitude, me rappelle ; la matrice s'abaisse cette fois beaucoup plus que les autres dans le vagin, son cou et son corps sont déjà suffisamment dilatés pour y promener le doigt dedans, le toucher rencontre le conduit du phalloppe droit plus dilaté que l'autre; l'un est imperceptible, tandis que le diamètre de l'autre a déjà la circonférence du tuyau d'une grosse plume, sans qu'on puisse pourtant toucher encore ce qu'il contient; potion calmante, bain domestique, les douleurs s'appaisent de nouveau, la dilatation de la matrice persiste et ne s'efface plus ; trois semaines après douleurs bien plus vives qui durent pendant deux jours ; je suis encore appelé, je trouve l'accouchement terminé, l'enfant était de six mois et avait le développement ordinaire des enfants de son âge ; il ne vivait plus, mais la mère allait assez bien, elle avait de temps en temps quelques coliques, les lochies donnaient abondamment, matrice ramollie, suffisamment dilatée pour permettre l'introduction du doigt, dont l'extrêmité pénétrait, sans aller loin dans l'embouchure du conduit de phalloppe, qui semblait squirrheuse, tellement ses parois étaient consistantes, tumeur douloureuse de la grosseur du poing correspondant à la trompe ; je recommande à la malade le régime des femmes en couche pour quarante jours, je la préviens qu'elle gardera les lochies au moins pendant tout ce temps, qu'elle aura même quelques coliques de temps à autre. Au bout de quarante jours la perte étant toujours abondante, la malade épuisée, maigre et languissante, pouvant à peine se tenir debout, m'appelle de nouveau, la perte est infecte, sanieuse, tombant sur le jaune, le cou de la matrice n'est pas encore complètement revenu sur lui-même, il est béant, la tumeur de la trompe, réduite de moitié, est encore dure, rénitente ; je prescris alors des injections avec l'eau de son et l'extrait de saturne dans le vagin, des lavages fréquents, des boissons nutritives et légèrement toniques ; six jours après de nouvelles coliques amènent l'expulsion du kyste à demi putréfié ; la perte s'arrête et depuis lors la malade s'est parfaitement rétablie, elle conserve un petit noyau d'engorgement alongé, sensible à la pression dans le trajet du conduit de phalloppe, les menstrues ont reparu, le ganglion, engorgé du cou, a perdu la moitié de son volume, et la mollesse qu'il a acquise permet d'espérer qu'il se résoudra complètement.

Conclusions. — La nature conservatrice, toujours fidèle à ses principes, après avoir failli en laissant l'œuf féconder dans la trompe, fait ici comme ailleurs tous ses efforts pour réparer la faute, elle a été jusqu'à présent impuissante; mais, en l'aidant, l'on pourra, j'espère, tirer parti de ses ressources, comme on le fait journellement dans bien d'autres circonstances. En effet, dans ce cas comme dans bien d'autres, où l'on n'a pas été aussi heureux, elle va jusqu'à intervertir l'ordre de ses mouvements ordinaires. Le museau de tanche s'est ramolli et dilaté le premier, et insensiblement le cou de la matrice, son corps et enfin l'orifice utérin de la trompe de phalloppe; ce n'est que quand toutes les voies sont préparées et que la matrice est convertie en un canal vaginal, que l'enfantement se fait. Si la malade ne se fût pas trouvée chez nous au moment où les premières douleurs se déclarèrent, elle était destinée à mourir, comme tant d'autres, après trois à quatre heures de souffrances et d'angoisses. La saignée et les bains, en réprimant l'impulsion du sang, ont prévenu la rupture du kiste dans un moment où la trop grande fluxion la rendait inévitable, ainsi que l'hémorragie interne qui devait en être la suite, l'orifice utérin de phalloppe et la matrice n'étant pas encore dilatés. En modérant l'inflammation qui était la suite de la présence du kiste, en la tenant dans de justes proportions, ces moyens ont agi comme sédatifs, et la présence de quelques fibres charnues qu'on observe autour du canal de phalloppe, a facilité la dilatation de la matrice et de la trompe, et rendu l'accouchement possible. Je pense qu'en pareille circonstance, l'on doit avoir recours à la médication que j'ai employée moi-même, et ce n'est qu'après avoir reconnu son insuffisance, que l'on pourra recourir à la gastrotomie ou à la taille vaginale conseillée par les auteurs.

JAUNISSE AVEC TUMEUR AU FOIE.

37e Observation. — Mme Chassan, de Fournel (Lozère),

âgée de 36 ans, tempérament bilioso-sanguin, constitution bonne, atteinte de jaunisse depuis un mois, est envoyée à nos bains par le polonais de Fournel; elle s'y rend le 10 août 1850. Toute sa peau est d'un jaune brun-foncé, le blanc des yeux offre la même couleur; elle éprouve un dégoût général, inappétence, langue muqueuse dans son milieu, rouge sur les bords, soif, coliques et diarrhée continuelle; depuis que la jaunisse a paru, elle va à la selle jusqu'à 15 fois par jour; dès qu'elle prend quelque aliment, son ventre gronde, les coliques se font sentir, la selle arrive bientôt, lianterie; l'on trouve au toucher une tumeur de la grosseur du poing dans la région épigastrique, elle semble avoir son siége sur le bord du lobe moyen du foie, insomnie, petite fièvre, bouffées de chaleur qui se renouvellent de temps en temps, pouls petit, accéléré, le moindre mouvement rend la malade oppressée, haletante, les urines sont d'un rouge foncé avec un cercle jaune tout autour du vase. — Traitement: bain tempéré d'une heure par jour, eau thermale coupée avec l'eau de Ste-Marie, le bicarbonate de soude et l'acide tartarique. Le second jour les coliques et la diarrhée disparurent, l'appétit se montra, la malade mangea même un peu trop, elle se mit à table d'hôte avec les autres; aussi quatre jours après une indigestion enraya tout le bien obtenu, des coliques affreuses reparurent, faiblesses, lhypothimies, angoisses, la peau qui était déjà d'un jaune-paille reprit sa couleur jaune-foncé. Des lavements, des cataplasmes, des boissons théïformes d'abord, des sangsues, puis un bain rétablirent le calme. Je prescrivis un peu plus de surveillance dans le régime; la première médication est reprise et continuée pendant quinze jours. — Résultat: l'amélioration déjà citée reprend et se dessine de jour en jour; Mme Chassan nous quitte, guérie de sa jaunisse, la tumeur du foie réduite des trois quarts, une nouvelle application de sangsues et une tisane simple suffisent ensuite pour finir de la rétablir. Je la rencontre deux mois après, elle n'est plus reconnaissable, la fraîcheur et la santé brillent sur son visage.

JAUNISSE.—ENGORGEMENT DU FOIE.

38e Observation.—Mademoiselle V... de Rodez (Aveyron), âgée de 27 ans, tempérament bilieux, constitution bonne, a toute la peau d'un jaune-foncé depuis deux ans, quand elle se rend à nos bains le 16 août 1838; elle est maigre, languissante, sans appétit, bouche amère, langue muqueuse, selles rares, terreuses, le manger la fatigue, elle prend peu d'aliments, les urines sont d'un jaune-foncé; elle éprouve des bouffées de chaleur qui se renouvellent de temps en temps, et une forte démangeaison à la peau, agitation la nuit, peu de sommeil, le foie est tellement engorgé qu'il s'étend jusqu'à l'ombilic et à la partie moyenne des flancs droit et gauche. La maladie se déclara à la suite de la suppression des menstrues qui n'ont pas reparu.—Traitement: demi-heure de douche, tout autant de bain, eau de Ste-Marie en boisson, par ordonnance de M. Anglade, de Rodez: elle ne fut pas plus tôt dans le bain le premier jour, que ses menstrues parurent et coulèrent deux heures après le bain, pour se supprimer ensuite; le second bain produisit le même effet. La malade, embarrassée parce que son médecin n'avait pas prévu ce cas, me consulte; je l'encourage dans sa médication heureuse, elle reste encore 20 jours à Chaudesaigues, pendant 18 jours les mêmes phénomènes se reproduisent. — Résultat: de jour en jour la santé revient et se dessine sur sa figure, l'engorgement du foie se résout et la malade nous quitte guérie.

ENGOUEMENT DU FOIE.

39e Observation.— Guillaume André, de Cronce (Puy-de-Dôme), âgé de 49 ans, tempérament bilieux, constitution bonne, me consulte le 10 août 1850; il a la peau d'un jaune-paille, triste, abattu, il se plaint de fortes douleurs, avec un sentiment de froid glacial à la tête, d'une douleur fixe à la région épigastrique, et de douleurs vagues dans tout le tronc, bouche pâteuse et amère, inappétence, constipation, insomnie; il mange peu, l'épigastre est sensible à la pression, le foie déborde le cartilage des côtes inférieures.—Traitement : douche et bain tempéré, étuve sèche, eau thermale coupée avec l'eau de Ste-Marie et le bicarbonate de soude.—Résultat : huit jours procurent une amélioration sensible, la diarrhée se déclare et dure huit jours, l'infusion de tilleul la supprime, l'appétit revient alors, les douleurs du tronc et de l'épigastre disparaissent, celle de la tête cède, le malade rentre dans ses foyers après 20 jours de traitement, satisfait du bien-être que nos bains lui ont procuré.

TISSU FIBREUX ET SYNOVIAL. — GOUTTE.

40e OBSERVATION. — M. André, d'Allanche (Cantal), âgé de 69 ans, tempérament sanguin, constitution bonne, ayant déjà goûté tous les plaisirs de la vie, fut pris d'un accès de goutte en 1828, le gros orteil seul en fut atteint cette fois ; en 1830,—31,—32,—33 et 34, les attaques devinrent fréquentes, les douleurs gagnèrent tout le pied, et enfin les articulations des mains et des coudes. M. André vint pendant trois ans à Chaudesaigues, il fut ensuite pendant sept ans aux eaux de Vichy, qui lui firent quelque bien, ce qui ne l'empêchait pas d'avoir deux accès de goutte par an, qui le faisaient plus ou moins souffrir ; en août 1849, il eut un accès de goutte tellement violent, qu'il souffrit, disait-il, les douleurs les plus atroces, non seulement aux pieds et aux mains, mais aux deux genoux, ce qui ne lui était pas encore arrivé ; il resta sur son lit de douleur ou dans sa chambre jusqu'au 20 août suivant, époque à laquelle il put sortir pour la première fois de sa chambre, avec l'aide d'une personne qui le soutenait. Le 28 du même mois étant devenu plus ingambe, mais encore trop infirme pour aller à Vichy, il se décide à revenir à Chaudesaigues, où sous ma direction il resta jusqu'au 19 septembre. —Traitement : bain d'une demi-heure tous les trois jours, étuve sèche les jours intercallaires, eau thermale coupée avec celle de Sainte-Marie et du bicarbonate de soude en boisson.—Résultat : les eaux déterminent un prurigo des plus incommodes, il n'en dort pas, tellement le besoin de se gratter est impérieux ; je suis obligé de le faire frictionner avec de l'huile d'amandes douces, et de lui donner quelquefois du sirop diacode pour le calmer, ses urines déposent beaucoup de phosphate-calcaire au fond du vase, c'est une espèce de pâte qui, en se desséchant, forme une poussière roussatre, toutes les douleurs disparaissent, le malade recouvre l'usage de ses mains, la station et la marche lui deviennent plus faciles. Quinze jours après son départ de Chaudesaigues, il reprend ses occupations d'expert. Il revient chez nous en juillet 1850. Pour la première fois, depuis plusieurs années, il a passé un an sans souffrances ; il n'a ressenti que de loin en loin quelques douleurs légères qui ne l'ont pas retenu un instant dans sa chambre ; même prescription que l'année précédente, l'étuve est un peu moins prolongée à cause d'un tournoiement de tête qui la contre-indique, et pour lequel je fus obligé de le saigner, prurigo moins fort que l'année précédente pendant l'action de nos bains, même phénomène dans les urines. — Résultat ; M. André nous quitte après dix-huit jours de traitement, en me disant : j'espère que Dieu me favorisera assez cette année, pour me faire trouver dans l'emploi nouveau de vos eaux la continuation de l'amélioration que j'ai éprouvée l'année dernière et que je n'avais jamais éprouvée à Vichy ; j'espère que sa prière sera exaucée ; dans tous les cas, nous avons déjà beaucoup gagné que de passer un an entier sans douleur chez un sujet qui avait régulièrement deux accès de goutte par an.

GOUTTE.

41e Observation.—M. Bouniol, voiturier, de Chaudesaigues (Cantal), tempérament sanguin, constitution bonne, atteint, pour la quatrième fois, d'un accès de goutte que l'acétate de morphine seul calmait sans le détruire, éprouvait des douleurs aux deux pieds et à leur articulation tibio-tarsienne; après avoir gardé le lit pendant deux mois, il se fait porter à nos bains le 1er juin 1850.—Traitement : douche, bain, étuve sèche, eau thermale en boisson.—Résultat : le premier bain soulage, douze jours de l'emploi de ces moyens suffisent pour le débarrasser complètement de ses douleurs.

Les cinq dernières observations que je viens de produire, réunies à celle n° 8, où la goutte compliquait un ahtsme humide, ou à la vingt-unième, où une maladie du foie compliquait l'hypertrophie du cœur, sans parler de celles que je laisse dans l'oubli, semblent confirmer une idée qui s'est présentée à moi plusieurs fois; nos eaux mélangées avec celles de Sainte-Marie ou de Magnac qui est une fontaine à deux heures de chez nous, produisent en boisson les mêmes effets que celles de Vichy, en ajoutant un peu de bicarbonate de soude et d'acide tartarique. L'identité devient parfaite, si l'expérience renouvelle de pareils résultats et vient confirmer ma pensée, ou si elle est adoptée par mes confrères à qui je me plais à la communiquer, non seulement on enverra à Chaudesaigues les maladies qui lui sont favorites, mais encore bien souvent toutes celles qu'on réservait pour Vichy. Chaudesaigues guérira alors aussi bien les unes que les autres, l'action de nos bains seconde parfaitement cette nouvelle composition d'eau ; nos eaux désormais soulageront ou guériront aussi bien que celles de Vichy les maladies du foie et la goutte.

Le gaz acide carbonique qui se trouve dans de grandes proportions dans les eaux de Magnac et de Sainte-Marie, et qui, avec le fer, en forment la base, favorise la dissolution des sels qui sont contenus dans l'urine, sans jamais irriter les voies urinaires, dont l'action est tout au plus soutenue et avivée par le tonique par excellence que ces eaux contiennent ; celles-ci, combinées avec une certaine quantité de bicarbonate de soude, et les nôtres qui en ont encore dans leur composition intime, imitent parfaitement les eaux de Vichy qui contiennent une forte proportion de ce dernier sel et rendent promptement l'urine alcaline, ce qui leur vaut la réputation dont elles jouissent comme moyen curatif de la gravelle en général et de la gravelle rouge en particulier ; des faits sans nombre ne laissent aucune espèce de doute à cet égard. Nos eaux, ainsi modifiées, seront désormais considérées comme un remède précieux contre toutes les maladies graveleuses, et trouveront une place dans le traitement de toutes celles qui ont été réservées jusqu'ici pour Vichy. Si, par disposition individuelle ou gastrique, le malade ne peut pas supporter les acidules, l'eau de la Condamine qui est une fontaine ferrugineuse, non acidule, de la localité, peut souvent alors remplacer celle de Magnac et de Sainte-Marie.

TUMEUR BLANCHE.

42e OBSERVATION. — Jean Jouve, de Peyrusse (Cantal), âgé de 5 ans, a, le 15 juillet, son genou gauche enflé, la peau y est pâle, la tumeur est indolente, les douleurs vives, lancinantes, qu'il éprouvait au commencement de sa maladie, se sont réduites au point qu'il ne sent plus que quelques faibles élancements de loin en loin ; les parties molles semblent œdématiées, les os sont beaucoup plus gros que ceux du côté opposé, le toucher découvre un liquide dans l'articulation dont les ligaments sont détendus, l'appétit languit. Cette maladie existe depuis seize mois. — Traitement : douche et bain salé demi-heure chaque, douche de vapeur cinq minutes, genouillère qu'on serre autant que possible, eau de Magnac en boisson. — Résultat : Jouve nous quitte vingt jours après, dans une amélioration tellement sensible que l'on peut annoncer la cure faite ; il ne reste plus chez lui que le gonflement des os sans douleur, la roideur du genou a disparu en grande partie, les mouvements sont libres.

LUXATION SPONTANÉE DU FÉMUR.

43e OBSERVATION. — Marguerite de Bochassade, du canton de Murat (Cantal), âgée de 16 ans, tempérament bilioso-sanguin, n'ayant vu ses menstrues qu'une fois, se rend à Chaudesaigues le 14 août ; elle est malade depuis seize mois. Après les grandes douleurs qui se font habituellement sentir au debut et qu'elle éprouvait dans l'articulation iléofémorale gauche et au genou, la jambe s'alongea au moins de trois lignes de plus que l'autre ; luxation en bas et en dedans ; depuis lors elle est restée telle : l'articulation iléofémorale est raide, ainsi que celle du genou qui est légèrement recourbé, douleur dans toute l'étendue du membre, surtout dans certains mouvements, la jambe opposée est aussi souffrante dans les mêmes articulations, santé du reste assez bonne. La malade nous quitte douze jours après, dans une amélioration sensible ; la douche, le bain et l'étuve sèche ont rendu chez elle la plupart des mouvements plus faciles, elle monte la jambe malade sur l'autre, elle marche seule ; si elle fût restée quelques jours de plus, la cure se finissait avant son départ.

LUXATION SPONTANÉE DU FÉMUR.

44e OBSERVATION. — Jean Privat, de Thiézac (Cantal), âgé de 16 ans, tempérament bilieux, nous fait sa visite le 15 juillet 1850 ; douleur et roideur à l'articulation iléofémorale droite, douleur au genou du même côté, racourcissement du membre ; il marche à peine et ne fait que quelques pas à l'aide d'un bâton et d'une canne, il a maigri, il mange peu. — Traitement : douche et bain, eau de Magnac en boisson. — Résultat : douze jours après il est en pleine voie de guérison, la douleur du genou a disparu, il marche avec une canne et sans bâton, le membre a repris une grande partie de sa souplesse.

LUXATION SPONTANÉE DOUBLE.

45e OBSERVATION. — Emilie Salesse, de Cacheujol, commune de la Terrisse (Aveyron), âgée de 12 ans, se rend à nos bains le 1er septembre 1850 ; elle a des douleurs si vives aux deux jambes, surtout aux articulations iélofémorales, qu'on ne peut la remuer même dans son lit sans la faire gémir, la tête du fémur, aussi bien d'un côté que de l'autre, est déjà déplacée et logée dans la fosse iliaque externe ; quand on ne la remue pas, les douleurs sont tolérables ; les deux membres sont également raccourcis. La maladie a débuté vers la fin d'avril dernier ; elle s'est annoncée par des douleurs continuelles et vives, de la fièvre, de l'insomnie et une inappétence complète ; la vivacité des douleurs a cédé depuis trois semaines, l'appétit a commencé à reparaître, la fièvre a cessé, amaigrissement. — Traitement : bain salé d'une heure par jour, eau de la Condamine en boisson. — Résultat : la malade nous quitte le 15 septembre dans une amélioration sensible, elle se remue déjà facilement dans son lit, s'y étend sans souffrir comme autrefois, elle dort, elle mange plus qu'avant de venir, elle commence à reprendre de l'embonpoint.

LUXATION SPONTANÉE COMMENÇANTE.

46e Observation. — M. M... de St-Flour (Cantal), âgé de 18 ans, tempérament lymphatico-sanguin, se rend à Chaudesaigues le 13 juillet 1050 ; il se plaint de douleurs à l'articulation iléofémorale gauche, au genou et à la cuisse du même côté. Les deux membres examinés et mis en parallèle, l'on ermarque que le membre malade est plus long que l'autre d'une ligne au moins. M. M... souffre en marchant, il boîte même un peu; il est dans cet état depuis le commencement de l'hiver, époque à laquelle il commença à éprouver des douleurs; il se porte d'ailleurs assez bien. –Traitement : douche, bain, étuve sèche, eau thermale en boisson le matin, eau de Ste-Marie dans la journée.— Résultat : quinze jours de médication suffisent pour guérir le malade, les douleurs et la claudication disparaissent, le membre reprend sa longueur naturelle.

Observation. — Les luxations spontanées commençantes avortent habituellement chez nous; quand la luxation est confirmée, nos eaux ne peuvent plus la réduire, mais elles amènent journellement la souplesse dans la nouvelle articulation et la disparition des douleurs qui l'accompagnent si souvent.

SPINA-VENTOSA.

47e Observation.—Marie Delmas, de Veissac (Cantal), âgée de 26 ans, tempérament bilieux, constitution bonne, menstruation irrégulière paraissant tous les deux ou trois mois, me consulte pour la première fois le 25 juillet 1850; elle éprouve des douleurs vagues dans tout le corps, mais particulièrement à la jambe droite qui est enflée et a deux fois en diamètre son volume ordinaire ; on y aperçoit plusieurs cicatrices adhérentes, le gonflement est formé aux dépens de la partie moyenne du tibia et a l'apparence spongieuse. La malade boite et marche avec peine; il y a déjà longtemps qu'elle est atteinte de cette affection; elle se plaint en outre de céphalée. — Traitement: douche, bain, étuve sèche, saignée de 400 grammes, eau de Ste-Marie en boisson.—Résultat: les douleurs ont disparu le 16 août, la malade ne se plaint plus que d'un peu de faiblesse, la tumeur est la même quant à son volume.

PÉRIOSTOSITE PARTIELLE ET DOULEURS RHUMATISMALES.

48e Observation.—M. R... d'Arliaguet (Aveyron), tempérament lymphatico-sanguin, constitution bonne, nous fait sa première visite le 15 juillet 1850; il a gardé tout l'hiver une douleur rhumatismale à la jambe gauche, où l'on observe au-dessous du genou et en dedans de la jambe une tumeur de la grosseur d'une patience formée aux dépens du périoste; il souffre beaucoup et marche avec peine.—Traitement: douche, bain, étuve sèche, eau thermale en boisson le matin, eau de Ste-Marie dans le jour.—Résultat: le second bain enlève toutes les douleurs. M. R... reste encore treize jours pour compléter la cure, disant sans cesse à quiconque voulait l'entendre : les bains de Chaudesaigues m'ont guéri. A son départ la périostosite avait aussi disparu.

AFFECTION SYPHILITIQUE.

49e Observation.—M. X... du canton de Pierrefort (Cantal), âgé de 52 ans, tempérament lymphatico-bilieux, constitution bonne, guéri depuis dix ans d'une gonorrhée qu'il ne garda que quelques jours, se rend à nos bains le 15 août 1849; il a sur la partie postérieure de la cuisse droite un ulcère vénérien consécutif et rongeant, de la grosseur de la paume de la main, gagnant en profondeur comme en largeur depuis quatre mois qu'il a paru; il a déjà percé la peau de part en part, détruit le tissu cellulaire sous-jacent et mis à découvert les muscles, ses bords sont rouges, coupés perpendiculairement, frangés; la base est dure, engorgée, la surface d'une couleur blanc-cendré, la peau environnante rouge-foncé; deux autres ulcères de même nature, mais moins grands, occupent la partie externe de la jambe, à peu de distance l'un de l'autre; l'on observe en outre deux tumeurs gommeuses, de la grosseur d'un œuf de pigeon, l'une sur la partie inférieure et externe du tibia, l'autre un peu plus haut sur la partie interne. Ces gommes et ces ulcères occasionnent beaucoup de douleurs qui troublent le sommeil et gênent tellement la marche que le malade est obligé de se soutenir avec un bâton; santé d'ailleurs assez bonne, il n'a pas maigri; il m'est adressé par M. Salvagnac, de Tagenac, qui a jugé à propos de commencer le traitement par l'usage de nos eaux. — Prescription : douche, bain, étuve sèche, eau thermale coupée avec l'iodure de potassium pour boisson; tous les matins seulement, pansement de l'ulcère avec l'onguent gris. — Résultat : dans vingt jours tous les ulcères sont cicatrisés et les gommes fondues aux trois quarts, les douleurs ont cédé et laissent au malade l'usage libre des membres, le sommeil revient, et enfin deux mois de traitement à l'iodure de potassium terminent ensuite la cure que nos bains avaient si bien commencée. Le malade revient en juillet 1850, à titre de reconnaissance, et nous quitte quinze jours après, rendant hommage à nos bains du service qu'ils lui ont rendu.

SYPHILIS CONSTITUTIONNELLE.

50e Observation. — Mme X. du canton de Chaudesaigues, âgée de 48 ans, tempérament lymphatico-sanguin, constitution bonne, se rend à nos thermes en 1849; elle n'a aucun souvenir d'avoir eu des symptômes primitifs de vérole, elle a une nécrose avec fistule dans la partie inférieure du cubitus droit, avec gonflement de l'os : un peu plus haut dans la partie postérieure de l'avant-bras se trouve un ulcère serpigineux n'intéressant que la peau, qui est tout autour d'un rouge érésipélateux, d'un côté la peau est percée de part en part et coupée à pic avec des franges, de l'autre elle est affaissée et en rapport avec quelques bourgeons charnus, où l'on aperçoit un commencement de cicatrisation, ces bourgeons sont vermeils, tandis que tout le fond du restant de l'ulcère est cendré, tout l'avant-bras est légèrement œdématié. — Traitement :

douche, bain, étuve sèche, eau thermale coupée avec l'iodure de potassium en boisson, pansement des ulcères avec l'onguent gris.—Résultat : vingt jours de cette médication suffisent pour amener l'exfoliation de la portion d'os nécrosé et la cicatrisatrisation des ulcères. La malade, se croyant radicalement guérie, part pour Paris, et, malgré ma recommandation expresse d'aller trouver son médecin ordinaire et de faire encore des remèdes, elle se remet au travail et oublie mon avertissement; six mois après il lui survient une gomme sur l'olécrane du bras en apparence guéri, quilse termine par suppuration et par la nécrose d'une portion de l'os sous-jacent, une nouvelle fistule survient avec un ulcère rongeant dans la partie inférieure du bras; elle trouve alors son médecin qui la traite pendant quatre mois, l'ulcère empire de jour en jour, les douleurs qui l'accompagnent deviennent de plus en plus vives; obligée de tenir constamment le bras en écharpe, elle se décide à revenir à Chaudesaigues le 10 juin 1850, et y reste cette fois jusqu'au 22 juillet. — Traitement : douche, bain, étuve sèche, eau thermale en boisson, pansement des ulcères avec l'onguent gris.—Résultat: nouvelle exfoliation de la portion d'os nécrosé, cicatrisation des ulcères, et enfin guérison stable et complète, la malade ayant subi cette fois un traitement préalable qu'elle n'avait pas subi précédemment.

De cette dernière observation ou de celle que je publiai en 1831, et de celle encore que je fis connaître en 1849, se rapportant toutes à la cure faite sur des malades atteints d'une vérole constitutionnelle des plus invétérées, ayant déjà résisté à un traitement de plusieurs années, et venant guérir à nos thermes, sans parler de toutes celles qui restent dans l'oubli, émanent naturellement les conclusions suivantes :

Les eaux de Chaudesaigues doivent être considérées comme un remède précieux dans le traitement des affections syphilitiques; elles sont d'autant plus précieuses que c'est dans les cas les plus graves, ceux dans lesquels tous les spécifiques connus ont échoué et quand le médecin ne sait plus à quels moyens avoir recours, qu'elles guérissent. Elles débarrassent alors l'économie animale du trouble suscité par les divers métaux, qu'on a été obligé de porter à dose aussi forte que possible, parce qu'on voulait guérir, trouble qui, suscité la plupart du temps par défaut de tolérance de la part de la constitution qui reçoit le remède, se confond avec celui de la vérole et ne sert ensuite qu'à rendre plus malade. Par l'aisance que nos bains procurent à l'économie dans cette circonstance, ils la mettent dans la possibilité de revenir à l'état régulier de ses fonctions, auquel ils la ramènent, tout en l'aidant à se débarrasser du principe qui l'opprimait, et tout en favorisant probablement l'action des remèdes employés jusque là, lesquels circulent souvent encore avec la masse des humeurs, faute d'élimination possible sans leur secours; le malade guérit alors, la cure est stable et solide; dans ce seul cas nos bains doivent être considérés comme un remède précieux, dans tous les autres ils ne seront considérés que comme un auxiliaire puissant.

L'on a cherché à expliquer l'action de nos bains dans le traitement des affections syphilitiques par la présence de l'iodure de potassium, dont on a découvert quelques atômes dans nos eaux; cette explication ne me paraît pas sérieuse. L'iodure de potassium, s'il existe dans nos eaux, tel que M. Podevigne, pharmacien en notre ville, l'a constaté, y est en si minime quantité, qu'il est impossible qu'on puisse admettre que c'est par lui qu'elles guérissent en si peu de temps; les faits d'ailleurs nous disent jusqu'ici que nos eaux n'ont agi comme spécifique que dans le cas précité. Si d'autres malades sont guéris, ils ne l'ont été qu'en employant concuremment des moyens accessoires et réputés de tout temps comme spécifiques. Pour mon compte je ne serais pas tranquille sur le sort de mon malade, s'il fallait confier une de ces maladies à l'usage de nos bains, sans traitement préalable ou accessoire, tandis que je le serai toujours, quand j'aurai employé concurremment ou préalablement l'iodure de potassium et autres.

BRÉMONT, *docteur-médecin.*

BIBLIOTHÈQUE

www.ingramcontent.com/pod-product-compliance
Ingram Content Group UK Ltd.
Pitfield, Milton Keynes, MK11 3LW, UK
UKHW022127170726
13837UKWH00003B/1415

9 782329 148854